庄严　庄子凡◎编著

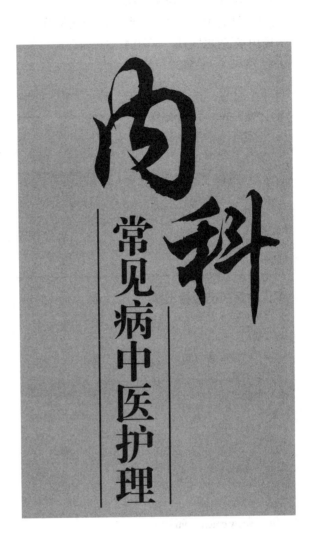

内科
常见病中医护理

中国中医药出版社
·北京·

U0346464

图书在版编目（CIP）数据

内科常见病中医护理 / 庄严，庄子凡编著 . —北京：
中国中医药出版社，2020.4
ISBN 978 - 7 - 5132 - 5745 - 9

Ⅰ . ①内… Ⅱ . ①庄… ②庄… Ⅲ . ①中医内科学—
护理学 Ⅳ . ① R248.1

中国版本图书馆 CIP 数据核字（2019）第 219796 号

中国中医药出版社出版

北京经济技术开发区科创十三街 31 号院二区 8 号楼
邮政编码 100176
传真 010-64405750
河北新华第二印刷有限责任公司印刷
各地新华书店经销

开本 787×1092 1/16 印张 14.25 字数 210 千字
2020 年 4 月第 1 版 2020 年 4 月第 1 次印刷
书号 ISBN 978 - 7 - 5132 - 5745- 9

定价 42.00 元
网址 www.cptcm.com

社 长 热 线 010-64405720
购 书 热 线 010-89535836
维 权 打 假 010-64405753

微信服务号 zgzyycbs
微商城网址 https：//kdt.im/LIdUGr
官 方 微 博 http：//e.weibo.com/cptcm
天猫旗舰店网址 https：//zgzyycbs.tmall.com

内容提要

　　本书比较全面地阐述了中医内科临床常见病证的中医辨证分型护理知识，突出了中医护理内容与特色，包括起居调摄、情志心理、饮食药膳、病时调护、实用的预防及保健方法，以及适宜技术在内的健康指导。本书把中医护理服务理念和精髓融入常见病证的护理指导中，充分体现了中医内科常见疾病中医护理的基本理论、基本知识和基本技能，可操作性强，易于理解和掌握，方便查阅，是一部实用的健康预防和护理指导用书。

编写说明

    护理学是以维护和促进健康、减轻病痛、提高生命质量为目的，运用专业知识和技术为人民提供健康服务的一门科学。随着人类疾病谱改变、社会结构转型及人口老龄化发展趋势，公众对护理服务的需求和护理质量提出新的要求。中医学博大精深，运用具有几千年历史的防病治病的经验为人民群众健康事业做出了重要的贡献。中医学不仅重视对疾病的治疗，更注重对疾病的预防；不仅重视对疾病的药物治疗，更重视施行自身独有的中医护理方法。自古以来，中医治病即是集医、药、护为一身。在护理学尚未成为一门独立的学科以前，中医护理一直融会在中医药学整体框架之中，所以，我国传统医药学中一直都包含着丰富的护理内容。《黄帝内经》是我国现存的一部古典医学巨著，其在中医护理方面，论述了疾病护理、饮食护理、生活起居护理、情志护理、养生康复护理、服药护理及针灸、推拿、导引、热熨、洗药等多种护理技术。

    此次编写《内科常见病中医护理》一书，我们选取了20余种内科常见病，简要介绍了每种疾病的中医基本辨证分型，着重介绍了每种疾病的起居调护、饮食调护、情志调护、用药调护、病时调护、中医护理适宜技术及预防调护等七个方面的中医护理方法。本书不仅可以作为中西医护理人员在临床护理工作中对患者进行疾病预防、护理及健康教育的蓝本，也可以作为护理学教师和护理专业学生临床教学、实习的参考书，其语言通俗易懂，读者一看就懂、一学就会，具有很强的科学性和实用性。同时，本书也可用于日常家庭健康指导，成为广大读者自己动手祛病疗疾、强身保健的必备锦囊。

编者

2019年3月

目 录

上篇　中医内科基本概念及护理特色

下篇　常见内科疾病的中医护理

上篇

中医内科基本概念及护理特色

/第一章/ 概 说

一、什么是中医内科学

中医内科学是以中医理论解释内科疾病的病因病机、证候特征、辨证论治及预防、康复、调摄规律的一门临床学科。

中医内科学研究的范围广泛，一般分为外感病和内伤病两大类。外感病主要指《伤寒论》及《温病学》所说的伤寒、温病等热性病，主要由外感风、寒、暑、湿、燥、火六淫及疫疠之气所致，其辨证论治是以六经、卫气营血和三焦的生理、病理理论为指导。内伤病则主要泛指七情、饮食、劳倦等内伤因素所致的疾病，其辨证论治是以脏腑、经络、气血津液的生理、病理理论为指导。

二、中医内科常用治疗原则

治疗原则（简称"治则"），是治疗疾病时所必须遵循的基本原则，是在整体观念和辨证论治精神指导下而制订的治疗疾病的准绳，对临床立法、处方、用药、针灸等具有普遍的指导意义。治法与治则有别，治法是在一定治则指导下制订的针对疾病与证候的具体治疗方法。治疗疾病的主导思想是治病求本，在此思想指导下，治则的基本内容包括正治与反治、治标与治本、扶正与祛邪、调整阴阳、调理精气血津液、三因制宜等。

（一）正治与反治

在错综复杂的疾病过程中，病有本质与征象一致者，有本质与征象不一致者，故有正治与反治的不同。正治与反治，是指所用药物性质的寒热、补泻效用与疾病的本质、现象之间的从逆关系而言，即《素问·至真要大论》所谓"逆者正治，从者反治"。

（二）治标与治本

标与本是相对而言的，标本关系常用来概括说明事物的现象与本质，在中医学中常用来概括病变过程中矛盾的主次先后关系。

作为对举的概念，不同情况下标与本之所指不同。如就邪正而言，正气为本，邪气为标；就病机与症状而言，病机为本，症状为标；就疾病先后言，旧病、原发病为本，新病、继发病为标；就病位而言，脏腑精气病为本，肌表经络病为标等等。

掌握疾病的标本，就能分清主次，抓住治疗的关键，有利于从复杂的疾病矛盾中找出和处理其主要矛盾或矛盾的主要方面。在复杂多变的疾病过程中，常有标本主次的不同，因而治疗上就有先后缓急之分。

（三）扶正与祛邪

扶正，即扶助正气，增强体质，提高机体的抗邪及康复能力。扶正适用于各种虚证，即所谓"虚则补之"。而益气、养血、滋阴、温阳、填精、增水、补精以及补养各脏的精气阴阳等，均是在扶正治则下确立的具体治疗方法。在具体治疗手段方面，除内服汤药外，还有针灸、推拿、气功、食疗、形体锻炼等。

祛邪，即祛除邪气，消解病邪的侵袭和损害，抑制亢奋有余的病理反应。祛邪适用于各种实证，即所谓"实则泻之"。而发汗、涌吐、攻下、消导、化痰、活血、散寒、清热、祛湿等，均是在祛邪治则下确立的具体治疗方法。

（四）调整阴阳

阴阳失去平衡协调是疾病的基本病机，对此加以调治即为调整阴阳。调整阴阳，即指纠正疾病过程中机体阴阳的偏盛偏衰，损其有余、补其不足，恢复人体阴阳的相对平衡。

（五）调理精气血津液

精气血津液是脏腑经络功能活动的物质基础，生理上各有不同功用，彼此之间又相互为用。因此，病理上就有精气血津液各自的失调及互用关系失调。而调理精气血津液则是针对以上的失调而设的治疗原则。

（六）三因制宜

三因制宜即因人、因时、因地制宜。三因制宜的原则，体现了中医治疗上的整体观念，以及辨证论治在应用中的原则性与灵活性，只有将疾病与天时气候、地域环境、患者个体诸因素等综合进行全面考虑，才能获得好的疗效。

/ 第二章 / 中医内科护理特色

一、强调整体观念

中医护理学的整体观念体现在：人是一个有机的整体，构成人体的各组成部分在结构上完整统一，在生理上相互分工，在功能上相互协调，在病理上相互影响；同时，认为"人"是生理、心理及社会相统一的整体的人。中医护理活动既要考虑维护和促进人的机体内部环境的健康，又要调节人体所处的外部环境。

中医护理学认为，人体各组织器官在结构上不可分割，是以五脏为中心，通过经络系统的联络与沟通，将脏腑、五体、官窍及筋肉、骨骼等全身组织紧密联系，形成完整的有机整体。人体的生理功能互相协调、相互为用，各脏腑、组织和器官通过精、气、血、津液等的作用维持、协调生理活动的平衡。脏腑功能的情况，也可以通过经络在体表和组织反映出来。各脏腑、组织和器官的病理过程相互影响，如脾失运化则水湿停滞，气血生化失源则出现相应的水肿、气血不足等临床表现。所以在护理实践的过程中，从整体出发，观察患者的外在变化，如官窍、形体和色脉等，可以了解机体脏腑的生理病理情况，从而做出正确的护理诊断，如通过对舌的观察可测知患者内在脏腑之虚实、气血之盛衰，舌尖赤红可见于心火旺者，舌中部苔黄可见于胃火旺者，舌质淡白并唇甲色淡可见于气血亏者。在治疗护理方面，运用整体观作为指导，可调节脏腑功能而治疗护理局部病变，促进患者早日康复。如舌下肿者与心、脾热盛有关，心火盛者应采取清心法，脾火盛者则应采取泄脾热法。人体的脏腑生理功能又与情志变化密切相关，如《素问·阴阳应象大论》指出"忧伤肺，喜胜忧""喜伤心，恐胜喜""恐伤肾，思胜恐""思伤脾，怒胜思"。从整体观出发，也应重视情志在治疗、护理中的重要作用。

上篇　中医内科基本概念及护理特色　·　第二章·中医内科护理特色

5

二、注重辨证施护

疾病是机体在一定致病因素作用下所发生的阴阳失调的病理变化的总过程。证是指在疾病的发展过程中，对某一阶段的病理概括，包括"证候""证素""证名"。其中，"证候"也称证型，是患者在患病过程中表现出的症状、体征和相关的病理信息；症状是患者对自身感到的痛苦或不适的主观描述，如自述头痛、黑蒙、耳鸣、眩晕、口渴汗出等。体征是指通过客观观察、检测而得到的关于患者的异常征象，如舌苔黄、脉弦数、下肢浮肿、齿龈糜烂出血等。通过以症为据、从症辨证，有利于正确揭示疾病的本质。

辨证施护由辨证和施护两个部分组成。辨证是指以中医的基本理论为指导，经望、闻、问、切四诊，收集患者的病情资料，并结合环境、正气的强弱和疾病的特点进行分析、综合，辨清患者患病的原因、疾病的性质、发生部位和正邪关系，从而判断患者的证。施护是护理人员根据辨证的结果，确定护理原则，并制订相应的护理方案。

辨证是施护的前提和依据，施护是促进患者康复的手段和措施，通过施护的效果观察可以检验辨证结果的正确性。一般情况下，异病异症应采取不同的护理方法，而在临床上有时也可以见到一种病包括几种不同的证，而不同的病在其发展过程中也可出现同一种证，在护理工作中则需分别采用"同病异护"和"异病同护"的策略。

三、三因制宜

疾病的发生、发展和转归受到多方面因素的影响，如时令气候、地理环境、个体差异等，因此，在护理中必须综合考虑影响疾病的各方面的因素，根据三因制宜的原则，即因人、因时、因地而制订恰当的护理措施。

一般情况下，春夏季节，气候逐渐由温转热，阳气升发，人体腠理疏松开泄；而秋冬季节，气候逐渐由凉转寒，阴盛阳衰，机体腠理致密，阳气内敛。护理必须因时制宜。同时，一些慢性疾病，例如哮喘、中风等，常在季节交替时发作或加重，护理时应注意在气候变化之前采取恰当的预防措施，以防疾病的发作或加重。另外，还需注意昼夜间阴阳盛衰的变化。一般情况下，患者的病情为昼轻夜重，原因可能与夜间机体阴盛阳衰、功能由兴奋转向抑制，病邪乘虚加甚有关。因此护理人员应加强观察，注意患者夜间病情的变化。

不同的地区，由于地势、气候条件和生活习惯差异，人的生理活动和疾病的特征也不同。《素问·五常政大论》指出"地有高下，气有温凉，高者气寒，下者气热"，解释了因地域高下之不同，气候亦有寒热温凉之差异。随着自然地理环境的不同，阴阳之气盛衰也各有差异；同时，人的饮食、行为习惯等都与其生活的地理环境密切相关。护理工作中，应根据不同地区的地理环境特点和其生活习惯确定相应的护理措施。

不同年龄的人，其生理功能和病变特点也不相同。小儿生理功能旺盛，但气血未充，易寒易热，因此，对于小儿当慎用补剂，用药剂量须根据年龄加以区分；老年人气血衰少，生理功能减退，患病多虚证或正虚邪实，虚证宜补，而对于邪实须攻者，应注意用药的配方，避免损伤正气；在年轻人中，阴虚体质、湿热体质、气郁体质多见，可能与年轻人喜欢吃煎炸烧烤等食物及生活压力大有关，应当嘱其少食辛温燥烈之品、调节情志。女性有经、带、胎、产等生理情况，护理中须加以考虑，如在妇女妊娠期禁用活血破气、滑利攻下类的药物；对产后妇女则应考虑其恶露及气血亏虚等情况，禁用寒凉泄下和太过补益作用的药物。由于每个人的先天禀赋和后天调养的差异，个人体质亦有偏寒偏热的不同。例如，体质偏寒者应注意保暖，可进辛温饮食；脾胃虚弱者须避免服用太过滋腻的药材；素体阳旺者慎用温热，素体阴盛者慎用寒凉。

综上所述，三因制宜的原则充分地体现了中医护理学的整体观，护理实践中要注重强调人的体质、气候时令和地理环境等因素对人体健康的影响。

四、预防为主

现代护理由原来的"以疾病为中心"的模式转变为"以健康为中心"的模式，健康促进及疾病预防日益受到护理实践工作的重视，成为护理工作的核心内容。

预防即事先做好防备，是指采取一定的措施和手段防御疾病的发生和发展，中医称为治未病。治未病的思想源自《黄帝内经》，"是故圣人不治已病治未病，不治已乱治未乱"（《素问·四气调神大论》）。"病虽未发，见赤色者刺之，名曰治未病"（《素问·刺热》），意指五脏热病在发病前会有些先兆征象，可在面部的不同部位出现赤色，为热的表现，及时发现并给予早期干预可阻止发病或减轻病痛。元代朱震亨《丹溪心法》指出："与其求疗于有疾之后，不若摄养于无疾之先。"生动地指出了治未病的重要意义。治未病包括未病先防、既病防变和愈后防复三个方面。

1. 未病先防

未病先防是在疾病发生之前采取各种措施以防止疾病的发生。护理工作的内容主要包括调养形体、调摄精神、调理饮食、调整起居及药物预防等。

2. 既病防变

对于已经生病者，中医注重疾病的早期诊断和及早治疗，同时要掌握疾病动态变化的规律，避免疾病的进一步发展、恶化。《中国医学源流论》认为"凡人少有不适，必当即时调治，断不可忽为小病，以致渐深；更不可勉强支持，使病更增，以贻无穷之害"，即是此意。同时，在诊治、护理患者时，不但要对患者已发生病变的部位进行处理，还须掌握疾病发展传变的规律，正确预测病邪传变的趋向，对可能受影响的部位，预先采取防护措施，以免疾病传至该处。如《难经·七十七难》所谓"见肝之病，则知肝当传之于脾，故先实其脾气，无令得受肝之邪也"，意指肝病常影响到脾，当肝病尚未累及脾时，要提前治肝、护肝，又要治脾、护脾，以防止肝病传变。中风的患者在发病之初，其便秘、苔黄厚等腑实之象可能并不典型，但随着病情的发展，如风邪渐减而痰、瘀等象渐显，此时其毒损脑络，可能迅速加剧而导致病情的恶化，因此，要密切观察患者的症状和体征，如发热、神志昏蒙等，事先准确及时地给予干预，早期防范不良情况的发生。

3. 愈后防复

愈后是指疾病初愈至完全康复的这一段时间。患者在疾病的恢复期，机体正气尚虚，而余邪未尽，此时若调理不当，容易导致疾病复发或引发某些新的疾患，因此，应根据疾病恢复期的具体情况采取恰当防护措施，防止疾病复发。《伤寒论》中有条文说明了病情初愈时脏腑的一般情况：脾胃尚弱，不能消化水谷，应稍给予糜粥以养胃气。中医护理注重在患者疾病初愈时的巩固治疗基础上，加强饮食调养、关注情志的调摄、防御外邪的侵袭，指导患者适度活动、促进体质的恢复，以防止疾病的复发。

下篇

常见内科疾病的中医护理

感冒是感受触冒风邪，邪犯卫表而导致的常见外感疾病，临床表现以鼻塞、流涕、喷嚏、咳嗽、头痛、恶寒、发热、全身不适、脉浮为其特征。

本病四季均可发生，尤以春冬两季为多。病情轻者多为感受当令之气，称为伤风、冒风、冒寒；病情重者多为感受非时之邪，称为重伤风。在一个时期内广泛流行、病情类似者，称为时行感冒。

凡普通感冒（伤风）、流行性感冒（时行感冒）及其他上呼吸道感染而表现感冒特征者；皆可参照本章内容进行辨证论治。

一、中医辨证论治

1. 风寒束表证

恶寒重，发热轻，无汗，头痛，肢节酸痛，鼻塞声重，或鼻痒喷嚏，时流清涕，咽痒，咳嗽，咳痰稀薄色白，口不渴或渴喜热饮，舌苔薄白而润，脉浮或浮紧。

证机概要：风寒外束，卫阳被郁，腠理闭塞，肺气不宣。

治法：辛温解表。

代表方：荆防达表汤或荆防败毒散加减。两方均为辛温解表剂，前方疏风散寒，用于风寒感冒轻证；后方辛温发汗、疏风祛湿，用于时行感冒，风寒夹湿证。

2. 风热犯表证

身热较著，微恶风，汗泄不畅，头胀痛，面赤，咳嗽，痰黏或黄，咽燥，或咽喉乳蛾红肿疼痛，鼻塞，流黄浊涕，口干欲饮，舌苔薄白微黄，舌边尖红，脉浮数。

证机概要：风热犯表，热郁肌腠，卫表失和，肺失清肃。

治法：辛凉解表。

代表方：银翘散或葱豉桔梗汤加减。两方均有辛凉解表、轻宣肺气功能，但前者长于清热解毒，适用于风热表证热毒重者；后者重在清宣解表，适用于风热袭表，肺气不宣者。

3. 暑湿伤表证

身热，微恶风，汗少，肢体酸重或疼痛，头昏重胀痛，咳嗽痰黏，鼻流浊涕，心烦口渴，或口中黏腻，渴不多饮，胸闷脘痞，泛恶，腹胀，大便或溏，小便短赤，舌苔薄黄而腻，脉濡数。

证机概要：暑湿遏表，湿热伤中，表卫不和，肺气不清。

治法：清暑祛湿解表。

代表方：新加香薷饮加减。本方清暑化湿，用于夏月暑湿感冒，身热心烦、有汗不畅、胸闷等症。

4. 虚体感冒

体虚之人，卫外不固，感受外邪，常缠绵难愈，或反复不已。其病邪属性不外四时六淫。但阳气虚者，感邪多从寒化，且易感受风寒之邪；阴血虚者，感邪多从热化、燥化，且易感受燥热之邪。临床表现肺卫不和与正虚症状并见。治疗不可过于辛散，单纯祛邪，强发其汗，重伤正气，当扶正达邪，在疏散药中酌加补正之品。

（1）气虚感冒：恶寒较甚，发热，无汗，头痛身楚，咳嗽，痰白，咳痰无力，平素神疲体弱，气短懒言，反复易感，舌淡苔白，脉浮而无力。

证机概要：气虚卫弱，风寒乘袭，气虚无力达邪。

治法：益气解表。

代表方：参苏饮加减。

（2）阴虚感冒：身热，微恶风寒，少汗，头昏，心烦，口干，干咳少痰，舌红少苔，脉细数。

证机概要：阴亏津少，外受风热，表卫失和，津液不能作汗。

治法：滋阴解表。

代表方：加减葳蕤汤化裁。本方滋阴解表，适用于体虚感冒，头痛身热、微恶风寒、汗少、咳嗽咽干、舌红、脉数等症。

二、中医护理

1. 起居调护

（1）冷暖适度，调节室内温度、湿度。室内温度一般以 18 ~ 21℃为宜，湿度以 50% ~ 60% 为宜，以患者个体感觉舒适为宜，避免直接吹风。

（2）保持室内舒适、整洁，光线柔和，不宜过强，有条件时白天可挂一层窗纱以降低室内的亮度。室内灯光布置尽量不采用日光灯，且不可直射患者。

（3）避免不良噪声，不要大声喧哗，保持室内安静。

（4）保持室内空气新鲜流通，避免不良气味。远离厨房油烟炒菜气味，防止烟尘及特殊气味的刺激。室内禁止吸烟，并劝患者戒烟。

（5）注意与呼吸道感染患者隔离。

（6）保持环境舒适、整洁。病室宜空气新鲜，避免直接吹风。生活起居有规律，注意休息。风寒感冒和体虚感冒者室温宜偏暖，可多加衣被；风热感冒和暑湿感冒者室内宜通风凉爽，发热、身痛者宜卧床休息。体虚感冒者平时应根据体质状况适当运动，以增强正气。对感受疫疠时邪者，注意做好消毒隔离工作，减少探视。患者咳嗽或打喷嚏时勿对着他人，使用的器具每日消毒；室内每日进行空气消毒，可用食醋熏蒸或紫外线灯照射。

（7）保持口腔清洁，用银花甘草液漱口，每日 3 次。

（8）养成良好的排便习惯，保持大便通畅。可吃一些香蕉、番薯、桑葚、枇杷、萝卜、梨子、蜂蜜糖水等以通腑泄热。便秘者可遵医嘱，睡前服用麻仁丸 10g；或遵医嘱，睡前用番泻叶 6g 泡水喝。

（9）生活起居有规律，劳逸结合，避免过度疲劳。气候变化时，及时增减衣物。天暑地热时，切忌坐卧湿地，汗出当风。

（10）加强运动锻炼，增强体质，以御外邪。可选用太极拳、八段锦、快走等适宜个体的运动方式，以疏通经脉，增强体质。

2. 饮食调护

指导患者注意饮食调理。宜食清淡素净、易消化且富有营养的流质或半流质食品，忌生冷、肥甘、油腻、煎炸、辛辣刺激及酸性之品。鼓励患者多饮水，如温开水、淡盐水、茅根煎汤代茶，每日饮水量不少于2000mL。根据不同证型给予饮食指导。

（1）发热时，宜进半流质饮食。

（2）口渴明显者，多食新鲜水果和蔬菜，如西瓜、雪梨、橙子、冬瓜、马齿苋、藤菜等。多饮温开水。

（3）气虚感冒者，宜选用温补、易消化的食物，如山药粥、黄芪粥、桂圆、红枣、牛奶等健脾益气之品，忌生冷、肥腻、助湿伤脾之品。

（4）阴虚感冒者，宜多食清补食品，如甲鱼、银耳、海参等，忌烟酒及辛辣、温补之品。

（5）饮食宜清淡、富营养、易消化。风寒感冒者宜热食，忌生冷、油腻，多喝热稀粥（可食防风粥），或饮生姜红糖茶，亦可用糯米、生姜、连须葱白煮制葱姜粥，趁热食用；风热感冒者宜食凉润之品，多补充水分，多食蔬菜和水果，忌辛辣、油腻、煎炸之品，热盛口渴多汗者可给予淡盐水、冬瓜汤、芦根茶等，也可食薄荷粥；暑湿感冒者宜清淡饮食，多食西瓜、薏苡仁粥、绿豆汤等清热解暑之品，忌食冷、甜、黏、油炸之品；体虚感冒者应根据不同的体质选用滋补类食物，气虚感冒者可选食山药粥、黄芪大枣粥、牛奶等健脾补气之品；阴虚感冒者可食用银耳、海参、甲鱼等滋阴清补之品。

3. 情志调护

（1）感冒痊愈一般需1周时间，患者不可急躁，需安心治疗。

（2）向患者解释疾病的发生、转归，使患者思想上既不轻视感冒，又不顾虑重重，做到配合治疗，注意休息。

（3）感冒是临床常见病、多发病之一，一年四季均可发生。少数患者由于病程长、病情重而产生焦虑和烦躁等不良情绪，应劝慰患者及时自我调整，安心疗养，不可因情志变化而加重病情或诱发其他疾病。

（4）消除患者的麻痹思想，告之其感冒应及时治疗，注意休息。其服解表药后更应卧床盖被休息，多喝温开水，饮食宜清淡，避免病情加重。

（5）情志舒畅、乐观开朗有利于增强正气，祛邪外达。感冒恶寒发热、头身疼痛等症状较甚者，可有心烦、焦虑等表现，应做好解释和安慰，指导患者了解疾病的发生、发展过程，积极配合治疗。年老体虚患者，病情容易反复，应指导患者的生活起居，帮助其树立治疗的信心，合理调摄情志。

4. 用药调护

（1）中药汤剂宜轻煎，不可过煮，趁温热服用，服药后避风，卧床盖被，休息发汗。若服药后无汗者，可食热稀饭、热米汤以助药力发汗。汗后尤应避风保暖，以防复发感冒。

（2）遵医嘱按时服药。轻症患者，可用生姜、葱白、红糖各适量煎汤服，以辛温解表。风热感冒，可给予银翘解毒片4～8片，或桑菊感冒冲剂温开水冲服，避免服药出汗后吹风。

（3）高热患者不得随便服用退热药，经医生准许后方可给药，以免扰乱热型，影响病情观察。一般不予冷敷，以免影响药物发散效果。

（4）暑湿感冒者，可用薏苡仁、绿豆煮汁饮用，以利湿邪自小便排出。气虚感冒者平时可常服参苓白术散，每次5g，日服2次，以健脾补肺，提高机体的抗病能力。

（5）解表药多为辛散轻扬之品，有效成分易挥发，宜武火快煎，不宜久煎，过煮则降低药效。风寒感冒和体虚感冒者，汤药宜热服，服药后再进热粥或热饮，卧床休息避风，盖被以利汗出，注意防过汗和汗出当风，复感外邪；风热感冒者，汤药宜温服，药后观察出汗、体温和伴随症状的变化；暑湿感冒者，可给予藿香正气口服液，注意用药后症状改善情况。服发汗药后，忌服酸醋生冷之品，以免收涩，影响发散效果。用解表药注意中病即止，不可过汗，以防伤阴。

5. 病时调护

（1）观察患者体温变化，每 4 小时测体温、脉搏、呼吸 1 次，并做好详细记录。

（2）观察患者头痛部位、痛势及并发症，若患者头痛项强、高热、抽搐，应立即送医院就诊。

（3）观察患者鼻涕的色、质、量、气味的变化，了解其寒热属性。

（4）观察咳嗽的诱因、发生的季节、发作的时间、持续的时间、性质、节律、声音及伴随症状。咳嗽有痰的患者还应注意观察其痰的性质、量、颜色、气味等。

（5）观察患者恶寒发热的程度，汗出、口渴、舌象、脉象等情况。

（6）对极度消瘦的患者，应密切观察其精神、体温、脉搏、面色、汗出、神志情况，防止突然发生呼吸浅促、肢冷、神情萎靡、脉微虚脱的危象。

（7）应用解表发汗药物，应观察患者发汗情况，防止虚脱。

（8）观察有无心慌、胸闷、咳嗽、胸痛等症状，以防其发生肺炎、心肌炎等并发症。

（9）高热体温达 39℃以上时，应卧床休息，定时测体温，注意体温变化规律，多饮水，给予降温措施。可用物理降温，如头置冰袋或冰帽，腋下、腹股沟及腘窝等处放置冰袋，也可用乙醇（酒精）擦浴、温水擦浴、头部冷敷、中药汤剂等，1 小时后观察退热效果。出汗后用干毛巾擦干，换去湿衣，使患者舒适，避免吹风受凉。若出现高热不恶寒、舌红、苔黄等症，应立即予以 50%的酒精或温水擦浴等物理降温方法，半小时后观察退热效果。

（10）鼻塞不通、流涕严重者，可用拇指、食指末端按揉迎香穴 20～30 次。或用湿毛巾热敷鼻、额部，边敷边吸，或蒸汽熏吸。指导患者擤鼻涕时，按住侧鼻孔，轻轻擤出，不可同时按住两侧鼻孔及用力过猛，以防发生耳咽管、鼻窦的并发症。最好的方法是将鼻腔分泌物倒吸至咽喉部由口吐出。

（11）初期症状不严重者，可正常工作。适当休息，多饮水即可。恶寒发热、头痛明显者，应卧床休息。

（12）根据不同证型，遵医嘱给予药物止咳或雾化吸入止咳。

（13）风寒咳嗽可用生姜、葱白、红糖适量煎汤代茶饮；风热咳嗽可用金银花、枇杷叶泡水代茶，或用丝瓜炖汤频饮。痰多黏稠者，用川贝炖冰糖；咳嗽伴喘者，可多食梨子、枇杷、生萝卜；若干咳无痰者，可用梨炖冰糖润肺止咳；口渴咽痛咳嗽剧烈者，可用淡竹叶、鲜芦根煎汤代茶饮。咽喉红肿、咽痒者，用麦冬、胖大海泡水代茶。咳嗽、痰不易咯出者，可饮水润喉，或轻叩背部，也可予雾化吸入以稀释痰液，使痰易于咯出。

（14）头痛怕风者，可用布包扎头部或戴帽子，尽量减少外出；头胀痛者，用菊花10g泡茶饮，以清利头目；头身痛者，可按摩头面部穴位；周身酸痛不适，可循足太阳膀胱经做背部按摩至周身微汗出，并可行四肢局部按摩，注意保暖，以缓解痛楚。

（15）风寒者，注意保暖。室内温度稍高时，多喝热稀粥或热水，也可用葱白头（连须）3～7个洗净、生姜3～5片加水适量饮用；风热者，可给桑菊感冒冲剂，每次1包，每日3次；暑热者，可给藿香正气液，每次1支，每日3次；虚寒者，可给小柴胡冲剂，每次1包，每日3次。

（16）若出现面色苍白，烦躁不安，气喘、心跳加快，即让患者取半坐卧位，给予吸氧；如出现大汗淋漓、额汗不止、四肢厥冷者，应及时采取保暖措施。汗湿时用干的软毛巾擦干，保持衣服、床单整洁干燥。必要时急诊。

（17）观察恶寒、发热的轻重程度。体温过高者应定时监测，并做好记录。注意观察汗出情况，有或无，是否畅爽。观察有无鼻塞，鼻涕的性质、颜色和量，有无咳嗽及咳痰的色、质和量，口渴的程度，咽喉是否疼痛，舌苔脉象等。注意观察服解表药后反应，若汗出热解、脉静、胃纳佳为顺；若大汗淋漓、口渴引饮、热降复升、脉不静，且伴有心烦、胸闷、纳呆等，则应警惕津液耗伤，有传变入里或竭阴亡阳，须防出现并发症。

6. 中医护理适宜技术

（1）自我按摩印堂、太阳、曲池、风池、合谷、迎香等穴。每日2次，每次3分钟。

（2）刮痧疗法：用陶瓷汤匙蘸香油，以均匀力量反复刮胸背、肘窝、腘窝处至局部出现红色斑点或紫色斑片。适用于感冒周身酸痛者。

（3）拔罐疗法：风寒证取风池、风门、外关穴；风热证取风池、尺泽、大椎穴；暑湿证取大椎、曲池、委中、阳陵泉、足三里穴。每日1次，每次10分钟。

（4）感受风寒而见恶寒、发热、无汗者可行背部捏脊，取督脉及膀胱经腧穴，直至背部发热，或针刺风池、合谷、大椎、曲池等穴位。汗出不畅者，可艾灸大椎、曲池穴以透汗。高热无汗者可刺十宣穴放血以退热。鼻塞流涕严重者，针刺迎香、列缺、外关等穴，或用热毛巾敷鼻，头痛者可按摩头面部穴位，如印堂、太阳、大椎、百会等。外感暑湿兼发热、头身痛者可用刮痧或拧痧法，取脊背两侧、颈部、胸肋间隙、肩、臂、肘窝、腋窝等部位，刮痧用力均匀，以出现紫色出血点为止。素体虚弱者，可耳穴埋子，取肾上腺、内分泌、肾、肺等穴以扶正祛邪。

7. 预防调护

（1）向患者介绍预防感冒发生的措施和重要性，注意防寒保暖。积极参加体育活动，如坚持每日做广播操、跑步。养成经常户外活动的习惯，进行耐寒锻炼，增强体质，提高机体抗病能力。可做自我按摩。正坐，两食指按压鼻翼两旁之迎香穴，顺时针转20次，逆时针转20次，每日2次。

（2）养成良好的生活习惯。起居定时有规律，劳逸结合，避免劳倦过度。保证充足睡眠，保存正气，增强机体抵御风邪病毒的侵袭。

（3）日常生活中应注意防寒保暖。在气候变化时，随时增减衣服，避免受凉或淋雨。盛夏时节尤其不可贪凉露宿。切忌坐卧湿地，汗出当风，冬季注意防寒保暖。

（4）常易感冒者，可坚持每日按摩迎香穴或坚持冷水洗脸，冷敷鼻部。易感季节，可口服预防药物，或进行预防接种。

（5）感冒流行期间注意事项

①注意休息，多饮水。

②外出要戴口罩，避免或少去公共场所，防止交叉感染。

③居室经常开窗通风，定期进行空气消毒，如用食醋熏或艾叶熏。室内用食醋熏蒸，每立方米空间用食醋 10mL，用两倍水稀释，加热熏蒸 2 小时，每日 1 次。或将门窗关闭，每立方米空间用食醋 5mL 加水 5mL 置炉上加热熏蒸半小时以上。

④中药预防常用方剂如下。

冬春风寒当令季节，可用贯众、紫苏、荆芥各 10g，甘草 3g，水煎顿服，连服 3 天。

夏月暑湿当令季节，可用藿香、佩兰各 5g，薄荷 2g，煎汤频服。

时邪毒盛，流行广泛，可用板蓝根、大青叶、贯众各 30g，水煎代茶饮。

⑤饮食预防

白萝卜、白菜根、连须葱白适量，水煎频服。

葱白、大蒜头若干，切碎加水煎，日服 3 次，每次 1 杯。用于风寒感冒初起。

白酒适量（50mL），倒入锅内煮，蒸发掉酒精，再打入 1 个鸡蛋搅散后，加 1 汤匙白糖，兑开水冲饮，可强壮身体，抵御寒冷，防止感冒复发。

⑥易感冒者，可坚持每日按摩迎香、太阳、风池等穴，或根据体质情况进行耐寒锻炼，如冷水洗脸、洗澡等。感冒流行季节，也可服用防感汤药。

/ 第四章 / 咳 嗽

　　咳嗽是指肺失宣降，肺气上逆作声，咯吐痰液而言，为肺系疾病的主要证候之一。分别言之，有声无痰为咳，有痰无声为嗽，一般多为痰、声并见，难以截然分开，故以咳嗽并称。

　　咳嗽既是独立性的病证，又是肺系多种疾病的一个症状。西医学中急慢性支气管炎、部分支气管扩张症、慢性咽炎等以咳嗽为主要表现者可参考本章辨证论治。其他疾病如肺痈、肺痿、风温、肺痨等兼见咳嗽者，须参阅有关章节辨证求因，进行处理，亦可与本章互参。部分慢性咳嗽经久反复，可发展至喘，称为咳喘，多表现为寒饮伏肺或肺气虚寒的证候，属痰饮病中的"支饮"或"喘证"，可参阅有关章节辨证论治。

一、中医辨证论治

（一）外感咳嗽

1. 风寒袭肺证

　　咳嗽声重，气急，咽痒，咳痰稀薄色白，常伴鼻塞、流清涕、头痛、肢体酸楚，或见恶寒发热、无汗等表证，舌苔薄白，脉浮或浮紧。

　　证机概要：风寒袭肺，肺气失宣。

　　治法：疏风散寒，宣肺止咳。

　　代表方：三拗汤合止嗽散加减。两方均能宣肺止咳化痰，但前方以宣肺散寒为主，用于风寒闭肺；后方以疏风润肺为主，用于咳嗽迁延不愈或愈而复发者。

2.风热犯肺证

咳嗽频剧，气粗或咳声嘶哑，喉燥咽痛，咳痰不爽，痰黏稠或黄，咳时汗出，常伴鼻流黄涕、口渴、头痛、身楚，或见恶风、身热等表证，舌苔薄黄，脉浮数或浮滑。

证机概要：风热犯肺，肺失清肃。

治法：疏风清热，宣肺止咳。

代表方：桑菊饮加减。本方疏风清热、宣肺止咳，用于咳嗽痰黏、咽干、微有身热者。

3.风燥伤肺证

干咳，连声作呛，喉痒，咽喉干痛，唇鼻干燥，无痰或痰少而黏，不易咯出，或痰中带有血丝，口干，初起或伴鼻塞、头痛、微寒、身热等表证，舌质红干而少津，苔薄白或薄黄，脉浮数或小数。

证机概要：风燥伤肺，肺失清润。

治法：疏风清肺，润燥止咳。

代表方：桑杏汤加减。本方清宣凉润，用于风燥伤津，干咳少痰，外有表证者。

（二）内伤咳嗽

1.痰湿蕴肺证

咳嗽反复发作，咳声重浊，痰多，因痰而嗽，痰出咳平，痰黏腻或稠厚成块，色白或带灰色，每于早晨或食后则咳甚痰多，进甘甜油腻食物加重，胸闷脘痞，呕恶食少、体倦，大便时溏，舌苔白腻，脉象濡滑。

证机概要：脾湿生痰，上渍于肺，壅遏肺气。

治法：燥湿化痰，理气止咳。

代表方：二陈平胃散合三子养亲汤加减。二陈平胃散燥湿化痰、理气和中，用于咳而痰多，痰质稠厚，胸闷脘痞，苔腻者。三子养亲汤降气化痰，用于痰浊壅肺，咳逆痰涌，胸满气急，苔浊腻者。两方同治痰湿，前者重点在胃，痰多脘痞者适用；后者重点在肺，痰涌气急者较宜。

2. 痰热郁肺证

咳嗽，气息粗促，或喉中有痰声，痰多、质黏厚或稠黄，咯吐不爽，或有热腥味，或咯血痰，胸胁胀满，咳时引痛，面赤，或有身热，口干而黏，欲饮水，舌质红，舌苔薄黄腻，脉滑数。

证机概要：痰热壅肺，肺失肃降。

治法：清热肃肺，豁痰止咳。

代表方：清金化痰汤加减。本方清热化痰，用于咳嗽气急、胸满、痰稠色黄者。

3. 肝火犯肺证

上气咳逆阵作，咳时面赤，咽干口苦，常感痰滞咽喉而咯之难出，量少质黏，或如絮条，胸胁胀痛，咳时引痛，症状可随情绪波动而增减，舌红或舌边红，舌苔薄黄少津，脉弦数。

证机概要：肝郁化火，上逆侮肺。

治法：清肺泻肝，顺气降火。

代表方：黛蛤散合加减泻白散加减。黛蛤散清肝化痰，加减泻白散顺气降火、清肺化痰，二方相合，使气火下降，肺气得以清肃，咳逆自平。

4. 肺阴亏耗证

干咳，咳声短促，痰少黏白，或痰中带血丝，或声音逐渐嘶哑，口干咽燥，或午后潮热，颧红，盗汗，日渐消瘦，神疲，舌质红少苔，脉细数。

证机概要：肺阴亏虚，虚热内灼，肺失润降。

治法：滋阴润肺，化痰止咳。

代表方：沙参麦冬汤加减。本方甘寒养阴、润燥生津，可用于阴虚肺燥，干咳少痰。

二、中医护理

1. 起居调护

（1）保持居室温度冷暖适中，应常通风换气，使空气新鲜流通，阳光充足，但要避免直接吹风。温湿度适宜，室内温度一般以18～21.9℃为宜，湿度以50%～60%为宜。

（2）注意气候变化，适时增减衣被，防止外邪入侵。

（3）保持室内舒适、整洁，光线柔和，禁止有刺激性烟尘，避免油烟、炉烟、油漆、煤气及其他特殊气味的刺激。吸烟者，劝其戒烟。

（4）每日进食前后或咳痰后用淡盐水漱口，以清洁口腔，防止感染。

（5）如为百日咳、肺结核等传染性疾病者，严格执行呼吸道隔离。痰具定时消毒，可用1∶100的94消毒溶液浸泡痰具30分钟。痰液消毒后方可倾倒在指定地点。

（6）室内定期用中药熏蒸或进行空气紫外线照射消毒。

（7）注意保持大便通畅。

（8）保持室内空气清新流通，温湿度适宜，避免尘埃和烟雾等刺激。风寒袭肺者室内宜偏暖，切勿当风受凉；风热犯肺者衣被适中，不宜过暖；风燥伤肺者室内湿度宜稍高；痰湿蕴肺者室内温度应适宜，不宜太高；痰热郁肺者室内温度宜偏低；肝火犯肺和肺阴亏虚者室温宜偏低，湿度宜偏高。汗出多者应及时擦汗更衣。加强口腔护理，可用10%一枝黄花水或金银花液漱口。嘱患者注意休息和气候变化，可适当户外活动。

（9）注意四时气候变化，随气温冷暖增减衣被，防寒保暖，避免外邪侵袭。改善生活环境，消除烟尘及有害气体的污染。

（10）增强体质，适当进行锻炼。根据自身体质选择活动项目，如散步、呼吸操、太极拳等。平素易感冒者，可常按摩迎香穴，艾灸足三里，也可坚持行耐寒锻炼，如用冷水洗脸、冷水浴等。

2. 饮食调护

饮食有节，以清淡、易消化、富营养食物为宜，多食新鲜蔬菜、水果，戒烟、禁酒，忌辛辣、刺激、油腻、肥甘之品，饮食避免过酸、过咸、过甜等。阴虚者，多食养阴滋润之品，如雪梨、白木耳、蜂蜜、罗汉果、冰糖等，忌早用补品或过食肥腻敛邪之品，尤忌烟、酒、辛辣刺激之品，以免助火生痰。可根据不同证型选择食疗方。

（1）风燥咳嗽。可食用川贝雪梨猪肺汤：川贝母 10g，雪梨 2 个，猪肺 250g，冰糖少量。猪肺切块，洗去泡沫，雪梨去皮、切块，与猪肺、川贝母一起放砂锅内，加清水适量，慢火熬煮 3 小时，加入冰糖煮融化后食用。具有润燥清肺、宣肺止咳的功效。还可食用梨粥、玉竹粥、藕粥、荸荠等清凉润肺食品，忌辛辣温燥之品。

（2）痰湿咳嗽。食疗宜用健脾化痰之品，可食用薏苡杏仁饮：薏苡仁 50g，杏仁 12g，白糖少量。将薏苡仁煮烂，半熟时如杏仁，加入白糖调匀食用，具有燥湿化痰的作用。还可食用薏米粥、山药粥、赤小豆粥、橘红糕、糖橘饼等，避免生冷、油腻及糯米、甜食等滞脾碍胃之品。

（3）阴虚咳嗽。可食用沙参玉竹老鸭煲：玉竹 30g，沙参 50g，老鸭 1 只，葱、姜、盐、味精少许。将老鸭宰杀后去毛、内脏，洗净放入砂锅内，加入沙参、玉竹、姜、葱，清水适量，用武火煮沸后，转用文火慢煮 1 小时以上，加盐、味精调味食用。具有养阴润肺的作用。可食桑葚、黑芝麻、甲鱼、海蛤、银耳等；也可服五汁饮，或沙参、麦冬煎水代茶饮。忌辛辣、酒浆之类。食疗方还可用麦门冬粥（麦冬 20～30g，粳米 80g，冰糖适量）、银耳粥（银耳 5～10g，粳米 60g，大枣 3～5 枚，冰糖适量）、百合粥等，以润肺生津。

（4）痰热咳嗽。可用新鲜芦根 100g，竹茹 15g，先煎去渣，再放入粳米 100g 煮粥食用；亦可用大萝卜 1 个（500g），削去外皮，挖空中心，装入蜂蜜约 50g，用碗盛载，隔水蒸熟食用。两方均可清热化痰，润肺止咳。

（5）饮食宜清淡、易消化，忌肥甘厚腻、辛辣刺激之物，戒烟。如为过敏性体质患者，应忌食鱼腥虾蟹。风寒袭肺者可适当进食葱白、生姜、茴香、紫苏叶等辛温发散之品，忌生冷瓜果、冰制饮料；风热犯肺者宜食疏风清热之品，如菊花、白萝卜、梨、薄荷叶等，忌辛热助火之品，避免食用酸涩之物；燥邪伤肺者宜多食黄瓜、番茄、油菜等多汁蔬菜及梨、枇杷、荸荠等新鲜水果，也可服用川贝炖梨，以清热润肺化痰，忌温燥、煎炸之品；痰湿蕴肺者应饮食有节，配健脾利湿化痰的食物，如薏苡仁、白扁豆，忌糯米、甜食及肥肉类；痰热郁肺者宜食竹笋、豆芽、荸荠等寒凉的食物，忌辛热之品；肝火犯肺者可选用疏肝泻火的食物，如芹菜、香菇、柑橘等，忌油炸、香燥之品；肺阴亏耗者可选银耳、百合、甲鱼等滋阴之品，多食水果，或用麦冬、沙参等养阴之品泡水代茶饮，或食用杏仁猪肺粥。

（6）注意饮食有节，忌肥甘、辛辣、过咸之品，戒烟，忌酒。

3. 情志调护

（1）保持精神愉快，稳定情绪，解除顾虑与烦恼。避免忧虑、愤怒等不良情志的刺激而加重病情，保持良好的精神状态。应在最佳心理状态下接受治疗。

（2）内伤咳嗽，缠绵反复，患者往往产生忧虑、苦闷情绪，应做好开导劝解工作，解除患者顾虑。可以介绍治疗方法及疗效，使其增强信心，配合治疗。

（3）教会患者遇有不良刺激时进行自我调适的方法，如转移法，控制自己的思想，将思维集中到另一件轻松、愉快的事情上。介绍一些能增加舒适度和松弛度的方法，如读书、听音乐、呼吸锻炼、松弛术、瑜伽术、催眠术等。

（4）让患者明白自身保健与疾病发生的关系。不良的情绪会伤肺气，加重咳嗽。应根据不同症状，通过与患者谈心、释疑、开导、讲解、暗示等方法使其心平气和，以利于调整气机、平衡脏腑功能。这对于疾病的痊愈有着巨大的作用。

（5）病程较长者应予安慰和鼓励，消除思想顾虑，增强治疗的信心。保持心情愉悦，避免精神刺激，指导患者学会自我情绪调节。对肝火犯肺者要劝慰其戒怒、宽容，保持心情舒畅，避免因情绪波动而加重病情。

（6）注意调节情志，保持乐观情绪，解除顾虑及烦恼，避免急躁易怒。

4. 用药调护

（1）不可擅自服用中枢镇咳药，如甲基吗啡（可待因）、罂粟壳等。如病情需要，必须遵医嘱服用，防止成瘾。

（2）服中药粉剂，应用温水调服。禁止干服，防止粉末呛入气管而加重病情。

（3）咳嗽频剧而呕吐者，中药汤剂宜分若干次少量服用，并观察药后有无呕吐。

（4）按医嘱服药，风寒咳嗽者，中药汤剂宜热服，以饭后服药为佳。药后加盖衣被，食热饮、热粥，以助汗出，并观察汗出情况，亦可服紫苏、枇杷叶水以散寒止咳。咳甚者，可临时加服杏苏止咳露或止咳合剂10～20mL，忌用雪梨膏、川贝露等。风热咳嗽者，汤药宜温服，服药后观察有无高热、口渴、汗出等症，可用枇杷膏调川贝粉服，以疏风化痰止咳。风燥咳嗽者，可用梨加川贝、白蜜炖服之，以润肺止咳。阴虚咳嗽者，可用麦冬、沙参适量泡水代茶，以养阴清热。

（5）外感咳嗽者，忌用敛肺、收涩的镇咳药，以免肺气郁遏，不得宣畅，不能达邪外出，服用的汤药多为发散之品，不宜久煎，以免降低药效。汤药服用时温凉适宜，热证凉服，寒证、虚证温服。服药后注意观察寒热、汗出、咳嗽及咳痰情况，寒证服药后加盖衣被，注意观察畏寒、汗出情况；热证应注意服药后身热、咽痛、咳声嘶哑、喉痒等症状的改善情况；肺阴亏耗者注意服药后潮热、盗汗、口干咽燥、手足心热等症状的缓解情况。指导患者遵医嘱服用祛痰、止咳的药物，并观察服药后的效果，咳嗽剧烈时即刻给药，服用化痰止咳药液后，不要立即饮水，以免冲淡药液，降低疗效。

5. 病时调护

（1）密切观察咳嗽的声音、时间，痰液的性质、黏稠度、颜色、气味、有无分层等。

（2）观察咳嗽时的伴随症状，如恶寒、发热、汗出、咯血、胸闷、胸痛、消瘦等，及时去医院行X线、纤维支气管镜等检查，以明确疾病的性质，及早治疗。

（3）观察咳嗽的时间、节律、性质、程度及痰的色、质、量，并指导其正确留取痰标本的方法。一般标本，患者于晨起深咳嗽，吐出第1口痰于容器内即可；痰培养标本，则需嘱患者清晨漱口，深咳出痰后置于无菌容器中，注意容器不可污染。

（4）注意观察咳痰情况。

（5）咳嗽不能平卧者，可取半卧位。咽痒、咽干者，可予温开水徐徐咽下以润喉。痰吐不畅者，可轻拍背部以协助排痰。

（6）咳嗽有发热者，须卧床休息，多饮水。或配合按摩大椎、曲池、肺俞。

（7）咳痰多、呼吸有臭味者，应加强口腔护理。晨起前、餐前、餐后、临睡前用一枝黄花液或银花甘草液漱口，防止并发症。

（8）痰中带血或有血痰者，应首先稳定患者情绪，避免紧张。取半卧位，头偏向一侧，迅速清除口腔内痰液及血块，保持呼吸道通畅。可予白及粉、三七粉、云南白药，用白茅根水或藕节水送服，并注意观察疗效。

（9）咳嗽痰多而无力咯吐者可拍其背部以助排痰，必要时可用吸引器吸痰；咳嗽反复发作并伴有心悸、胸闷时，应取半卧位或端坐位，予低流量吸氧。痰稠不易咯出者可轻拍其背部以利排痰，或饮少许温开水润喉，或予雾化吸入以稀释痰液，以利于咯出。

（10）注意观察咳嗽的声音、时间、节律、性质及有无恶寒、发热、汗出、咳痰等伴发症状。咳嗽时作，发于白昼，鼻塞声重，多为外感咳嗽；晨起咳嗽阵发加剧，咳声重浊，多为痰湿或痰热咳嗽；夜卧咳嗽较重，持续难已，短气乏力，多为气虚咳嗽；午后、黄昏咳嗽加重，咳声轻微短促或痰中带血者，多为肺燥阴虚。观察痰的色、质、量及咳吐情况，痰白而稀薄者多属风、属寒；痰黄而稠者属热；痰多稀薄者属痰湿、虚寒；咳而少痰或干咳无痰者则为燥热、气火、阴虚；咳痰有热腥味或腥臭气者为痰热。观察药后寒热、汗出、咳嗽及咳痰情况，若年老患者突然出现烦躁不安、神志不清、面色苍白或发绀、出冷汗、呼吸急促、喉间痰鸣辘辘，应考虑发生窒息的可能，配合医生抢救。

6. 中医护理适宜技术

咳嗽可灸天突、肺俞、风门、合谷、至阳等穴位；咳逆不止可灸两侧乳根穴，或气海、大椎。咽痒咳嗽者用艾条温和灸天突穴。痰多黏稠者可用鹿蹄草、鱼腥草等中药煎液进行雾化吸入，以化痰止咳；咳而无力者，可翻身拍背助痰排出。外感咳嗽可取大椎、膻中穴行拔罐法，先拔大椎，后拔膻中，痰多者加丰隆穴。身热、咽痛者在大椎、身柱等穴采用刺罐法。外感发热者取大椎、大杼、风池、肺俞、脾俞、膻中、曲池、尺泽、列缺、合谷等穴行刮痧法，痰多者加足三里、丰隆穴。咳嗽反复者可于夏季三伏天行穴位贴敷，选天突、定喘、肺俞、膏肓、脾俞等穴。

7. 预防调护

（1）注意四时气候变化，随时增减衣被，调摄生活，避免外邪侵袭。冬天外出时注意防寒保暖。若已有感冒迹象者，可服用姜糖水或解表药以祛邪。

（2）平时注意锻炼身体，增强体质。平素易感冒者，应加强耐寒和呼吸功能锻炼。耐寒锻炼可自夏天开始，坚持冷水洗脸，持之以恒，可收良效。

（3）咳嗽患者可做摩鼻操，有预防作用：用两手示指上下按摩鼻翼两旁的迎香穴及鼻梁 10 ～ 20 次；以右掌心按摩鼻尖 10 ～ 20 次，方向从右向左，再从相反方向按摩 10 ～ 20 次。

进行体育锻炼，并配合呼吸操等，以提高机体抗病能力。

喘即气喘、喘息。喘证是以呼吸困难，甚至张口抬肩，鼻翼扇动，不能平卧为临床特征的病证。

喘证的症状轻重不一，轻者仅表现为呼吸困难，不能平卧；重者稍动则喘息不已，甚则张口抬肩，鼻翼扇动；严重者，喘促持续不解，烦躁不安，面青唇紫，肢冷，汗出如珠，脉浮大无根，甚则发为喘脱。

喘证虽是一个独立的病证，但可见于多种急慢性疾病过程中，所涉及的范围很广，不仅多见于肺系疾病，还可因其他脏腑病变影响于肺所致，因此应结合辨病，西医学中如肺炎、喘息性支气管炎、肺气肿、肺源性心脏病、心源性哮喘、肺结核，矽肺及癔症等发生以呼吸困难为主要表现时，均可参照本章辨证施治。

一、中医辨证论治

（一）实喘

1. 风寒壅肺证

喘息咳逆，呼吸急促，胸部胀闷，痰多稀薄而带泡沫，色白质黏，常有头痛、恶寒，或有发热、口不渴、无汗，苔薄白而滑，脉浮紧。

证机概要：风寒上受，内舍于肺，邪实气壅，肺气不宣。

治法：宣肺散寒。

代表方：麻黄汤合华盖散加减。麻黄汤宣肺平喘、散寒解表，用于咳喘，寒热身痛者；华盖散宣肺化痰，用于喘咳胸闷，痰气不利者。两方比较，前者解表散寒力强，后方降气化痰功著。

2. 表寒肺热证

喘逆上气，胸胀或痛，息粗，鼻扇，咳而不爽，吐痰稠黏，伴形寒、身热、烦闷、身痛，有汗或无汗，口渴，苔薄白或罩黄，舌边红，脉浮数或滑。

证机概要：寒邪束表，热郁于肺，肺气上逆。

治法：解表清里，化痰平喘。

代表方：麻杏石甘汤加减。本方宣肺泄热、降气平喘，适用于外有表证，肺热内郁，咳喘上气，目胀睛突，恶寒发热，脉浮大者。

3. 痰热郁肺证

喘咳气涌，胸部胀痛，痰多质黏、色黄，或夹有血色，伴胸中烦闷、身热、有汗、口渴而喜冷饮、面赤、咽干、小便赤涩、大便或秘，舌质红，舌苔薄黄或腻，脉滑数。

证机概要：邪热蕴肺，蒸液成痰，痰热壅滞，肺失清肃。

治法：清热化痰，宣肺平喘。

代表方：桑白皮汤加减。本方清热肃肺化痰，适用于喘息、胸膈烦闷、痰吐黄浊。

4. 痰浊阻肺证

喘而胸满闷塞，甚则胸盈仰息，咳嗽，痰多黏腻、色白，咯吐不利，兼有呕恶、食少、口黏不渴，舌苔白腻，脉象滑或濡。

证机概要：中阳不运，积湿生痰，痰浊壅肺，肺失肃降。

治法：祛痰降逆，宣肺平喘。

代表方：二陈汤合三子养亲汤加减。二陈汤燥湿化痰、理气和中，用于咳而痰多、痰质稠厚、胸闷脘痞、苔腻者；三子养亲汤降气化痰，用于痰浊壅肺、咳逆痰涌、胸满气急、苔滑腻者。两方同治痰湿，前者重点在脾胃，痰多脘痞者适用；后者重点在肺，痰涌气急者较宜。

5. 肺气郁痹证

每遇情志刺激而诱发，发时突然呼吸短促，息粗气憋，胸闷胸痛，咽中如窒，但喉中痰鸣不著，或无痰声。平素常多忧思抑郁，失眠，心悸。苔薄，脉弦。

证机概要：肝郁气逆，上冲犯肺，肺气不降。

治法：开郁降气平喘。

代表方：五磨饮子加减。本方行气开郁降逆，适用于肝气郁结之胸闷气憋，呼吸短促。

（二）虚喘

1. 肺气虚耗证

喘促短气，气怯声低，喉有鼾声，咳声低弱，痰吐稀薄，自汗畏风，或见咳呛，痰少质黏，烦热而渴，咽喉不利，面颧潮红，舌质淡红或有苔剥，脉软弱或细数。

证机概要：肺气亏虚，气失所主。或肺阴亏虚，虚火上炎，肺失清肃。

治法：补肺益气养阴。

代表方：生脉散合补肺汤加减。生脉散益气养阴，以气阴不足者为宜。补肺汤重在补肺益肾，适用于喘咳乏力、短气不足以息等肺肾气虚之证。

2. 肾虚不纳证

喘促日久，动则喘甚，呼多吸少，气不得续，形瘦神惫，跗肿，汗出肢冷，面青唇紫，舌淡苔白或黑而润滑，脉微细或沉弱；或见喘咳，面红烦躁，口咽干燥，足冷，汗出如油，舌红少津，脉细数。

证机概要：肺病及肾，肺肾俱虚，气失摄纳。

治法：补肾纳气。

代表方：金匮肾气丸合参蛤散加减。前方温补肾阳，用于喘息短气、形寒肢冷、跗肿。后方补气纳肾，用于咳喘乏力，动则为甚，吸气难降。

前者偏于温阳，后者长于益气；前方用于久喘而势缓者，后方适于喘重而势急者。

3. 正虚喘脱证

喘逆剧甚，张口抬肩，鼻扇气促，端坐不能平卧，稍动则咳喘欲绝，或有痰鸣，心慌动悸，烦躁不安，面青唇紫，汗出如珠，肢冷，脉浮大无根，或见歇止，或模糊不清。

证机概要：肺气欲绝，心肾阳衰。

治法：扶阳固脱，镇摄肾气。

代表方：参附汤送服黑锡丹，配合蛤蚧粉。前方扶阳固脱，后方用以镇摄肾气，而蛤蚧可温肾阳、散阴寒、降逆气、定虚喘。

二、中医护理

1. 起居调护

（1）室内不宜使用地毯、摆放绒毛玩具等。枕头、被褥不宜用羽绒制品。

（2）禁吸烟，避免烟尘及有害气体刺激，应注意避免冷空气直接刺激而引起咳嗽，诱发或加剧哮喘。

（3）室内卫生需湿式打扫，清扫房间时先洒水，以减少尘土飞扬。

（4）室内不摆放花草植物，周围避免种植可能诱发哮喘病的花草树木。

（5）环境要求同"感冒"一节的相关内容。

（6）皮肤护理：哮喘发作时大多汗出较多，多见于头面及胸背，应及时用干毛巾擦干汗液，更换湿衣、被，以免复感外邪而加重病情。同时注意保持床单干净、整洁，每2小时翻身1次，按摩局部受压部位，避免拖、拉、推等动作，防止皮肤受损，发生压疮。保持皮肤清洁，清洁皮肤时选用性质柔和的中性洗剂，以温水为宜，避免用力擦搓。

（7）合适的卧位：哮喘发作时大多夜不能卧，造成休息差、体力消耗大而影响治疗及恢复。因此要给患者以合适的卧位。病情轻时可取半卧位，后背垫以棉被及枕头，以改善肺的通气功能，缓解憋气的症状。发作时取端坐位，胸前可置软枕或将小长桌横跨在患者两腿外侧，使之伏案坐卧，减少疲劳。

（8）保持二便通畅：大便时勿用力。如便秘，可用番泻叶 6～9g 沸水泡服。平时应多饮水，多食含粗纤维的食物，或每日清晨用一匙蜂蜜冲饮。二便失禁患者，可用一次性尿布或留置尿管，做好会阴护理。

（9）做好家庭吸氧护理，操作前清除鼻腔内分泌物，防止管腔堵塞。给氧过程中，保持导管通畅。较长期吸氧者，两侧鼻孔交替插管，以免一侧长时间吸入冷气，使鼻黏膜干燥出血，湿化瓶中可盛温水以温暖湿化空气。每日更换鼻导管。观察吸氧后症状是否改善。

（10）病室环境应保持整洁、安静、空气新鲜、温湿度适宜。室内严禁吸烟，避免粉尘和特殊气味的刺激。风寒壅肺、虚证患者，病室温度宜偏高，注意防寒保暖；表寒里热、痰热郁肺、痰浊阻肺、肺气郁痹患者，病室温度适中，空气保持新鲜，卧床休息。喘证发作时取半坐卧位或端坐卧位，必要时设置跨床小桌，以便患者伏桌休息。有痰患者应保持呼吸道通畅，痰多黏稠、不易咳出者，可协助翻身拍背或雾化吸入药物，以利于排痰。

（11）居室环境宜冷暖适宜，空气清新，阳光充足，起居有常，劳逸结合，适当锻炼，以增强体质。

2. 饮食调护

饮食宜清淡易消化、少盐，少量多餐，避免过饱。多食新鲜蔬菜、水果。如萝卜、刀豆、丝瓜及梨、枇杷、核桃等。忌食生冷、油腻、辛辣性食物及海鲜鱼虾和醇酒。勿过酸、过甜、过咸。晚餐不宜过饱。对可诱发本病的食物，如蛋、奶、鱼、虾、海产品等要避免进食。宜多吃富含维生素 A、维生素 C 和钙质的食物。如猪肝、胡萝卜、南瓜、杏等均含丰富的维生素 A，这些食物有润肺及保护气管上皮细胞之功能。大枣、橘、番茄等新鲜果蔬富含维生素 C，有抗炎、防感冒等功效。而豆腐、芝麻酱、猪骨等均富含钙质，能增强气管抗过敏能力。可根据不同证型选择不同饮食或食疗方。

（1）寒证患者可选用温散寒饮、宣肺平喘的食疗方。如杏仁豆腐汤，用杏仁15g，麻黄30g，豆腐125g，将杏仁、豆腐放入铁锅内，加水煎煮1小时，去除药渣，吃豆腐饮汤，早晚分食。宜进食一些温热宣通之品，如葱、姜、胡椒等辛温调味品，以助散寒宣肺。不宜过食生冷水果。平时可食用核桃杏仁丸，用核桃肉50g，苦杏仁50g，以水浸泡去皮，姜50g洗净切末，共捣烂，加蜂蜜少许为丸，如绿豆大，每晚临睡前服10～15g。

（2）热证及痰热盛者，忌油腻厚味，多饮水，可多食水果汁，如梨汁、荸荠汁、藕汁。食疗方如丝瓜藤液，取剪断丝瓜藤断面流出液，每次小杯，每日2次；亦可以小丝瓜数条切断，放砂锅内煮烂，取浓汁服用，以清热化痰。或食冰糖银耳羹，并可进食少量水果、果汁以清热化痰。平时可食枇杷叶粥、川贝粥调理，多食新鲜水果。

（3）虚证患者，多食补益肺脾的食物，如沙参、百合、黄芪粥等，可常服核桃粉、紫河车粉或新鲜胎盘，以补肾纳气。

①肺虚食疗方。猪肺萝卜杏仁汤：猪肺1只（洗净，切成小块），白萝卜1000g，杏仁15g。先将猪肺加水煮沸，去浮沫，再入萝卜、杏仁，炖至烂熟，食肺饮汤，可常服用。能补肺虚、润肺燥、止咳喘。珠玉二宝粥：生山药60g，生薏米60g，共捣成粗粒，加水煮至烂熟，再加入柿霜24g，搅匀即可服用。能养肺益脾，化痰止咳。

②肾虚食疗方。核桃炖蚕蛹：核桃150g，蚕蛹60g，加水炖服，以补肺肾、定咳喘。冬虫夏草炖胎盘：冬虫夏草10～15g，鲜胎盘1/2～1个，隔水炖熟服用。本方能益肺肾、养气血、止喘嗽。一般食用1～2次即可见效。

饮食宜清淡、营养丰富、易消化，忌食生冷、油腻、辛辣等刺激性食物。风寒壅肺者宜食葱白、洋葱、生姜、紫苏叶等辛温之品，以助驱邪外出，忌食生冷瓜果；痰热郁肺者多食萝卜、鸭梨、枇杷、荸荠等凉性新鲜蔬果，多饮水，忌食辛辣、油腻、烟酒等；痰湿蕴肺者注意除湿化痰，可选食薏苡仁、冬瓜、赤小豆等健脾利湿化痰之品，忌食糯米、黏甜及油腻煎炸等食物，以免助湿生痰；水凌心肺者宜加强营养，予少盐或无盐食物，饮水量要适宜，也可服用葶苈大枣汤；肺气亏虚者可给补益肺脾的食物，如莲子、茯苓饼、人参、沙参、黄芪、百合粥、党参粥等；肾不纳气者可食血肉有情之品，如甲鱼及猪、牛、羊等动物的肾脏、骨髓或脊髓，多食核桃、黑芝麻、蛤蚧等补肾纳气定喘之品。

饮食宜易消化、有营养，忌肥甘厚腻、辛辣煎炸食物，戒烟酒。调畅情志，愉悦心情，避免忧思、郁怒等不良情绪。

3. 情志调护

（1）多与患者交谈，解除其紧张情绪和思想负担。安慰患者，避免精神刺激，鼓励患者树立战胜疾病的信心。

（2）保持心情愉快、劳逸结合，利于疾病恢复，以免本病发作。

（3）及时对患者进行心理疏导，避免精神刺激。耐心倾听患者倾诉，认同患者的感受，表达对患者的关切之情，寻找和杜绝发病因素。

（4）指导患者使用放松技术，如缓慢深呼吸、全身肌肉放松、练气功、读书、听音乐等。了解患者所需，尽可能满足患者所提出的一切合理要求。

（5）向患者介绍疾病发生的原因、诱因、转归，使之心中有数。并介绍患同类疾病治疗成功的例子，树立其信心，使其积极配合治疗。

（6）由于病情缠绵反复，患者多产生悲观失望、紧张、恐惧心理，应做好情志调护，理解和关心患者，帮助他们适应生活，使患者心情舒畅，增加治疗信心，愉快接受治疗。

（7）喘证发作易使患者产生紧张、忧虑、悲观、急躁等不良情绪，应关心体贴患者，多与患者交谈，指导患者采取多种方法分散注意力，减轻精神压力，调适情志，因"怒则气上"，喘证患者尤当戒怒，遇事沉着冷静，避免因情志不畅加重病情。

4. 用药调护

（1）按时服药，发作时暂勿服药，一般间歇时服。呈极有规律性发作者，可在发作前 1～2 小时给药，有利于控制病情。

（2）中药汤剂温服、分服。服药期间饮食要清淡，忌油腻、海腥之品。注意口腔卫生，可用菊花、薄荷等泡水漱口。

（3）宜在饭前服用金匮肾气丸，或空腹用淡盐汤送服。气短汗多者，服参蛤散时，用参附汤调参蛤散少许，频频饮服。虚不受补者，服药后出现纳呆、腹胀，或口舌鼻部生疮、舌红苔燥，应立即停药，并去医院就诊。

（4）服药后观察效果与反应。用利尿药后须观察排尿量及是否痰液干燥、电解质平衡失调。服强心药后，观察心率、心律、有无恶心等。

（5）慎用镇静剂，禁用吗啡类抑制呼吸的药物，如罂粟壳、哌替啶及巴比妥类药物。

（6）中药汤剂，寒证、虚证宜温热服，热证宜温服。病重者宜少量频服。麻黄汤不宜久煎，以免降低药效；麻杏石甘汤中生石膏宜先煎30分钟。服药后注意避免风寒，观察气促、胸闷、咳痰、发绀等症状是否改善，注意汗出情况。喘证患者禁用镇静剂，慎用强烈的镇咳剂，以防痰液阻塞，引起窒息而死亡。

5. 病时调护

（1）密切观察哮喘发作前的先兆，如出现鼻、咽、眼作痒等黏膜过敏现象，或打喷嚏、流鼻涕、干咳、胸部发紧、呼吸不畅等，应及时用药，减轻或预防发作。

（2）发作时观察发作的持续时间、诱因，喘哮特点，以及伴发症状，如呼吸、心率、神志、面色、脉象、血压等情况；观察有无脱水、电解质及酸碱平衡失调、呼吸衰竭、自发性气胸等并发症。

（3）观察痰液的颜色、性状，正确记录24小时痰量；观察舌苔、脉象、神志、面色、瞳孔、尿量及皮肤等情况，正确记录24小时出入量。

（4）观察发作的有关诱因，是否与受寒、过热、饮食不当、劳逸、嗜酒、吸烟、异味刺激有关，以便避免诱因，减少发作。

（5）观察呼吸的频率、节律、深浅，以及呼气与吸气的时间比。观察呼吸道是否通畅。如鼻黏膜干燥出血，可于湿化瓶中盛温水以温暖湿化空气。每日更换鼻导管。观察吸氧后症状是否改善。

（6）密切观察病情变化，如出现张口抬肩、烦躁不安、面色青紫、汗出肢冷，为重症危象，应及时去医院积极治疗。

（7）如见鼻咽痒、喷嚏、流涕、胸部发紧、呼吸不畅等情况时，应立即遵医嘱给予少量平喘药。

（8）如见哮喘持续发作 24 小时以上，并出现喘息鼻扇、张口抬肩、面色青紫、汗出肢冷、脉细而数，甚至烦躁昏迷时，提示病情危重，应立即住院治疗。

（9）痰多者鼓励患者将痰咳出，并经常翻身变换体位，以利排痰。痰不易咳出时行深呼吸，并予轻拍背部。肺热痰液黏稠，可遵医嘱给蛇胆川贝液或竹沥水以清肺化痰，也可给予雾化或蒸汽吸入，稀释痰液，以利排出。必要时可吸痰，防止窒息。呼吸困难明显，立即给予氧气吸入。

（10）缓解期可艾灸肺俞、肾俞穴，并可采用"冬病夏治"法，以除病根，亦可适当活动，但应避免劳累。积极寻找致敏原，并可采用脱敏疗法进行辅助治疗。

（11）哮喘发作前，可耳穴压豆，取肺、肾、气管等穴平喘，以减轻症状。发作时，可用驱风油擦背，或艾灸背部，并应卧床休息，取端坐位或半卧位，给予氧气吸入。发作剧烈时可遵医嘱针刺肺俞、大椎、膻中、定喘、内关、列缺、尺泽穴，每日 3～5 次，并加拔大口径火罐，可缓解症状，亦可行中药敷贴法。咳痰无力者可按摩天突、丰隆、肺俞穴。

（12）患者有恶寒发热时，禁用冷敷、冷饮。但热不寒者，可行物理降温，并多饮开水及进食水果、果汁以清热化痰。但有表证发热时，不宜用物理降温，可遵医嘱用针刺大椎、合谷、曲池或用复方柴胡药物进行穴位注射的方法降温，鼓励患者饮服芦根茶、薄荷茶、菊花茶、陈皮茶、杏仁茶等，以理气宣肺化痰。出汗多者，用干毛巾擦干，汗止即更换衣被，忌汗出当风。

（13）正确使用定量吸入器进行吸入治疗。对每种吸入器都要给予正确指导，通过演示不断强化。鼓励患者能正确使用吸入器进行吸入治疗。如医生同时开出几种气雾剂，要了解并掌握其使用顺序，通常先使用支气管扩张剂，后用抗炎气雾剂。

（14）观察喘证发作特点、持续时间、诱发因素及神志、呼吸、痰液、面色、缺氧等情况，呼吸困难类型，呼吸频率、节律、深度，体温、脉搏、汗出等伴随症状。若患者咳嗽痰白清稀者，为风寒袭肺；痰多、色白、黏腻者，多为痰浊阻肺；色黄稠者多为痰热郁肺。若发现患者呼吸急促而不整，张口抬肩，鼻翼扇动，端坐不能平卧，稍动则喘剧，气不得续，烦躁不安，面青唇紫，肢冷汗出，体温、血压骤降，脉微欲绝或浮大无根，或见结代，多为肺气将绝、心肾阳衰的喘脱危象，应立即报告医生，并做好抢救准备。

6. 中医护理适宜技术

发作时可选耳屏、下屏、肺、下肢端、神门等耳穴，用王不留行子行耳穴贴压。或选取定喘、肺俞、膏肓、列缺、合谷或夹脊穴，用胎盘注射液或维生素 B_{12} 行穴位注射。体质虚寒、喘息延绵者可采用灸法，取肺俞、定喘、肾俞、大椎、中府、神阙、尺泽等穴。胸腹胀满者，于内关、足三里、中脘等穴位中选 1～2 穴施行毫针罐法。大便秘而不解者，在大肠或小肠俞、天枢或丰隆穴上施行留针罐法。预防喘病发作可穴位贴敷消喘膏，选肺俞、心俞、膈俞、定喘等穴，夏季三伏天贴敷，以扶正祛邪。

7. 预防调护

（1）注意根据四时气候变化进行寒温调节。根据天气变化及时增减衣被，尤其要注意背部保暖。寒冷季节减少外出，少去公共场所活动，起居有常，防寒保暖，以防外邪侵袭。

（2）避免各种致敏原，日常生活中避免过劳、受寒、过热、精神刺激。戒烟酒，饮食忌生冷、海腥发物。防止上呼吸道感染。

（3）保持心情舒畅，避免劳力太过，要劳逸结合，提高机体抵抗力。

（4）平时慎起居，坚持体育锻炼，增强体质。每日可根据情况选择练太极拳、做气功、跑步、冷水浴、呼吸操等锻炼活动，以健身防病。

（5）感冒、咳嗽等肺系疾病宜及时治疗，合理用药，防止病情迁延、反复损伤肺气。

肺痨是具有传染性的慢性虚弱疾患，以咳嗽、咯血、潮热、盗汗及身体逐渐消瘦为主要临床特征。病轻者，不一定诸症悉具，重者则每多兼见。对于本病的名称，历代变迁不一，归纳而言，大致有两大类：一类是以其具有传染性而定名的，如尸注、虫疰、传尸、鬼疰等；一类是以其症状特点而定名的，如痨瘵骨蒸、劳嗽、肺痿、伏连、急痨等。

根据本病临床表现及其传染特点，与西医学的肺结核基本相同。若因肺外结核引起的劳损，也可参照本章辨证论治。

一、中医辨证论治

1. 肺阴亏损证

干咳，咳声短促，或咯少量黏痰，或痰中带有血丝，色鲜红，胸部隐隐闷痛，午后自觉手足心热，或见少量盗汗，皮肤干灼，口干咽燥，疲倦乏力，纳食不香，苔薄白，边尖红，脉细数。

证机概要：阴虚肺燥，肺失滋润，肺伤络损。

治法：滋阴润肺。

代表方：月华丸加减。本为养阴润肺止咳、化痰抗痨止血，用于阴虚咳嗽、咳血者，是治疗肺痨的基本方。

2. 虚火灼肺证

呛咳气急，痰少质黏，或吐痰黄稠量多，时时咯血，血色鲜红，混有泡沫痰涎，午后潮热，骨蒸，五心烦热，颧红，盗汗量多，口渴心烦，失眠，性情急躁易怒，或胸胁掣痛，男子可见遗精，女子月经不调，形体日益消瘦，舌干而红，苔薄黄而剥，脉细数。

证机概要：肺肾阴伤，水亏火旺，燥热内灼，络损血溢。

治法：滋阴降火。

代表方：百合固金汤合秦艽鳖甲散加减。百合固金汤滋养肺肾，用于阴虚阳浮，肾虚肺燥，咳痰带血，烦热咽干者。秦艽鳖甲散滋阴清热除蒸，用于阴虚骨蒸、潮热盗汗等症。

3. 气阴耗伤证

咳嗽无力，气短声低，咳痰清稀色白，量较多，偶或夹血，或咯血，血色淡红，午后潮热；伴有畏风、怕冷，自汗与盗汗可并见，纳少神疲，便溏，面色㿠白，颧红，舌质光淡，边有齿印，苔薄，脉细弱而数。

证机概要：阴伤气耗，肺脾两虚，肺气不清，脾虚不健。

治法：益气养阴。

代表方：保真汤或参苓白术散加减。前方补气养阴，兼清虚热，主治肺脾气阴耗伤，形瘦体倦、咳而短气、劳热骨蒸等；后方健脾补气，培土生金，主治食少腹胀、便溏、短气、面浮、咳痰清稀等。

4. 阴阳虚损证

咳逆喘息，少气，咳痰色白有沫，或夹血丝，血色暗淡，潮热，自汗，盗汗，声嘶或失音，面浮肢肿，心慌，唇紫，肢冷，形寒，或见五更泄泻，口舌生糜，大肉尽脱，男子遗精阳痿，女子经闭，苔黄而剥，舌质光淡隐紫，少津，脉微细而数，或虚大无力。

证机概要：阴伤及阳，精气虚竭，肺、脾、肾俱损。

治法：滋阴补阳。

代表方：补天大造丸加减。本方温养精气、培补阴阳，用于肺痨五脏俱伤，真气亏损之证。

二、中医护理

1. 起居调护

（1）环境要求同"感冒"的环境相关内容。

（2）消毒隔离：肺痨是一种呼吸道传染性疾病，患者应自觉遵守隔离制度。

①不随地吐痰，不去公共场所，不用他人用具、书刊等。

②患者的餐具用后应煮沸 15 分钟再洗涤，单独放置，不可与他人混用。

③被褥应经常于日光下暴晒。衣物等可煮沸消毒后洗涤，或以 1∶100 的 94 消毒溶液中浸泡 30 分钟后洗涤。

④患者的分泌物与排泄物用 20% 石灰水浸泡 4～6 小时倒入便池。痰具与便器用 1∶100 的 94 消毒溶液浸泡 30 分钟以消毒。

⑤定期进行空气紫外线消毒。

病室应保持安静整洁，空气新鲜、流通，阳光充足，温湿度适宜。每日用紫外线照射消毒。肺阴亏损、虚火灼肺者室温宜凉爽湿润，避免干燥；气阴耗伤和阴阳虚损者室温宜偏暖，病室向阳，防寒保暖。衣被适中，汗出湿衣应及时用干毛巾擦干，避风更衣，以防当风受凉。注意休息，不宜过度活动、劳累，可适当散步和做呼吸操等，病情较重者宜卧床休息。咳喘少气，呼吸困难者予氧气吸入。肺痨患者应注意隔离，到定点专科医院治疗，嘱患者勿随地吐痰。

（3）起居有常，注意劳逸结合，节制房事，适当进行体育锻炼以增强体质。不随地吐痰，喷嚏时用纸巾遮挡口鼻，防止飞沫病菌传给他人。做好痰具、用具及房间空气的消毒工作。

2. 饮食护理

饮食宜进高热量、高蛋白、高维生素和含适量矿物质的平衡食物。适当多吃牛奶、豆浆、鸡蛋、豆腐、鱼、肉等，多食新鲜蔬菜、水果，如青菜、胡萝卜、苹果、橘子、荸荠、白木耳等。食大蒜粥有抗痨作用，亦可同白及粉同食，忌肥甘、油腻、煎炸、辛辣等刺激性温燥动火之品。经常变换菜款，并注意色、香、味，以增进患者食欲，鼓励进食，增强体质。可根据不同证型选择不同饮食或食疗方。

（1）肺阴亏损：宜加强营养，配合食疗。以老母鸡1只，冬虫夏草60g，同煮烂，食汤及鸡，2～3天服完；亦可常以百合、银耳、莲肉等佐餐。忌食辛辣、动火伤阴之品，忌烟酒。

（2）阴虚火旺：宜多食新鲜蔬菜水果，可食用五汁饮（梨100g，白萝卜100g，生姜20g，切细取汁，加牛奶50g，蜂蜜25g，搅匀，随意饮用）。条件允许的，多食鳗鱼、甲鱼等。配合食疗：鹿衔草30g，猪肺1只，置砂锅内，加水适量，炖至猪肺熟透，食肺喝汤，能补肺、止咳、止血。咳嗽咯血时可食用冰糖蒸梨，或饮生藕汁、鲜百合汁；咯血较多者，可以白及6～9g，燕窝6～9g，置瓦盅内，加水适量，隔水炖至极烂，过滤去渣，加冰糖调味，再炖片刻，每日服1～2次，能止咳止血，补肺养阴。咯血时应禁食，咯血停止后可进食鲜藕汁、藕粉梨汁、西瓜汁等。

（3）气阴两虚：饮食应易于消化而富含营养，宜少食多餐，忌肥甘厚腻及生冷食物。食疗：白鳝1～2条（约250g），去内脏洗净，怀山药、百合各30g，置瓦盅内，加清水适量，隔水炖熟，调味服食，能补肺健脾，清心润肺止咳。

（4）阴阳两虚：饮食宜清淡、富有营养。食疗：冬虫夏草10～15g，鲜胎盘半个至1个，隔水炖服，以益肺肾、养气血。阳气偏虚，肾不纳气者，可制作独圣饼服用（人参60g，蛤蚧1对，蜜醋120g，糯米适量），以补肺气，益脾肾，定喘嗽。

（5）肺肾阴虚：可多给水果，或用麦冬、沙参之类养阴之品泡水代茶饮，还可用梨1个去皮、去心，加冰糖适量，也可以加贝母粉少许，蒸熟后分服，以养阴化痰止咳。

（6）饮食宜富营养，高蛋白和高热量，多食奶类、蛋类、鱼虾、瘦肉、豆制品等食物，多食新鲜蔬果，忌辛辣、动火伤阴之品，禁烟酒。肺阴亏损者可食百合、梨、藕、枇杷、银耳、燕窝、蜂蜜等以滋阴润肺，也可服虫草老鸭煲；虚火灼肺出现骨蒸盗汗者可多食荸荠、藕等，或用浮小麦、瘪桃干煎汤代茶饮，或服用天地粥；痰中带血或咯血者可食鲜藕汁、鲜百合汁和冰糖蒸梨，不宜过食生冷；气阴耗伤者饮食宜补脾养肺，少食多餐，可选食山药、黄芪、白扁豆、薏苡仁、百合、莲子肉、银耳、虫草等煨鸭、煨粥；便溏者可食用山药鸡蛋黄粥、黄芪薏苡仁粥等，忌肥甘厚腻、生冷之物；阴阳虚损者可适当服用紫河车、冬虫夏草、蛤蚧、灵芝等补益精血。

（7）加强饮食调养，饮食宜易消化、富营养，多食用补益肺、脾、肾之品，忌辛辣、煎炸、油腻、生冷食物，戒烟酒。

3. 情志调护

（1）关心体贴患者，做好安慰开导工作。介绍本病的传播方式和途径，使之情绪稳定。

（2）向患者讲述情绪不良与本病的关系，避免不良情绪刺激。告知其自我调适的方法，如转移注意力、听音乐、看报、看电视等，使其积极配合治疗，有利于疾病的康复。

（3）掌握患者的心理状态，多与患者沟通，尽可能满足患者提出的一切合理要求。多关心体贴，协助其生活所需，使患者感到自己受到重视，消除其不良心理因素。

（4）做好精神护理，指导、协助患者消除紧张、恐惧情绪。有失眠者，睡前应安心静养少思考，有利于减少出血。

（5）向患者介绍可能引起本病发生咯血的因素，劝慰患者不要剧烈咳嗽，避免精神紧张，尽量守护在患者身旁，让其有安全感。

（6）对患者因长期休养及隔离治疗产生的恐惧与自卑心理进行疏导与调护，家属应多关心患者，消除其产生的孤独感与自卑感；同时对患者宣讲肺痨病休养的重要性与预防知识，消除其心理症结，使其树立战胜疾病的信心，保持精神愉快，以利身体的康复。

（7）指导患者正确认识疾病，树立乐观情绪，清心寡欲，节制房事。

（8）肺痨病程长，病情反复，患者易出现焦虑和恐惧心理。应对患者进行心理疏导，坚持长期规范治疗，帮助其建立科学调养、战胜疾患的信心。虚火灼肺者情绪急躁，在做好心理疏导的同时，多与家属交流，帮助其消除不良情绪；阴阳虚损者多为晚期重症，患者年高体衰，病延日久或久治未效或出现多种并发症，预后差，多数患者失去战胜疾病的信心，医生应积极对家属及患者加强宣教和心理支持。

（9）保持乐观情绪，安心静养，戒恼怒忧虑。遵医嘱坚持治疗，巩固疗效，定期复查，以得到及时的治疗和保健。

4. 用药调护

（1）服用滋阴降火、润肺补肾的中药汤剂，宜早、晚空腹服。阴阳两虚者宜热服。

（2）利福平忌与牛奶同时进食。利福平为抗结核治疗首选西药，在口服利福平的同时不可食用牛奶，否则影响药物的吸收。服药后应隔2小时再食用牛奶。

（3）忌吃茄子。抗痨治疗中吃茄子容易出现面色潮红、皮肤瘙痒、全身红斑、恶心呕吐等现象，停吃则过敏反应多能痊愈，故应注意。

（4）服药期间忌饮烈性酒。

（5）用药过程中应注意药物反应，特别注意肝损害，要每月定期去医院门诊抽血复查肝功能，及时调整用药。

（6）坚持合理用药：在抗痨治疗过程中，无论是应用中药还是西药，坚持不间断地用药才能彻底治愈。间断用药，结核杆菌就很容易产生耐药性，则短时间内难以治愈。因此不能凭患者的感觉来确定是否服药，而必须遵照医嘱按时坚持用药才能治愈疾病。

（7）应按时服药。肺阴亏损者中药汤剂宜温服；虚火灼肺者宜稍凉服；气阴耗伤者宜温服；阴阳虚损者中药汤剂宜用文火煎，温服。服药后应注意观察药后反应。咳嗽、潮热、盗汗和咯血症状减轻是疾病经治后改善的表现，反之，诸症不减反加重，应及时报告医师，查找原因，加强综合治疗。服用抗结核药的患者应遵医嘱服药，不可自行随意减药，以免影响治疗效果。

5. 病时调护

（1）密切观察潮热的时间和热势，盗汗、咳嗽、胸痛的程度，咯血的量、色，消瘦、汗出、肢温、面色、脉搏、心率、呼吸、血压等情况，以及舌苔、脉象等变化，并做好药物反应的记录。若有异常，及时去医院就诊。

（2）观察咳嗽的性质、症状、持续时间，如干咳、咳声短促、咳嗽无力等。观察痰中是否带血，血色、血量等。警惕大咯血的出现。

（3）观察咳嗽胸痛的程度，给予舒适的体位，如半卧、侧卧位等。

（4）观察患者发热的规律及体温的变化，尤其是午后及夜间，并做好记录。并观察有无咯血、自汗等。患者是否有面色潮红、盗汗、发热、五心烦热症状。必要时及时去医院就诊。

（5）严密观察患者有无咯血先兆症状。若咽痒、胸闷、呛咳、口中有血腥味者为咯血先兆，应及早发现，引起注意，及早控制病情发展。

（6）观察患者的寒热，根据气候变化增减衣服，注意咳嗽声音、痰色。要经常观察患者体重，每周测量体重一次。

（7）咳嗽不得平卧者须取半卧位，头偏向一侧，以利咳痰。

（8）低热、盗汗应及时用干软毛巾擦干汗液，更换湿衣被，并加强皮肤护理。汗出量多时可用黄芪、浮小麦、红枣同煎代茶饮，也可于入睡前在肚脐敷五倍子粉，皆可收敛止汗。

（9）咯血时，轻拍背部，指导患者将血液轻轻咳出。及时清除口、鼻腔的血和分泌物。必要时吸痰。咯血多时应绝对卧床休息。年老、体弱者要严防大咯血窒息死亡，所以要采取侧卧位，使上身稍低，头偏向一边。少量咯血时可取卧位或头侧卧位，不要大声说话。咯血量多时应禁食，待咯血停止后或少量咯血时可进食半流质饮食。忌饮浓茶、咖啡等刺激性饮料。做好口腔护理，咯血后用生理盐水漱口，保持口腔舒适感。

（10）喉中有痰的患者，指导其轻轻将痰咳出，切忌用力咳嗽，必要时用空心掌轻轻拍背。干咳无痰或少痰的患者，可遵医嘱雾化吸入或口服甘草合剂、川贝枇杷露等药。咳嗽剧烈时，嘱患者可用手按住胸痛部位，减少咳嗽时胸廓活动度，有助于减轻疼痛。协助患者采取坐位或半卧位，减轻肺气上逆而导致的咳嗽。指导患者深呼吸，勿屏气。

（11）患者应注意休息，可量力进行室内活动。缺氧明显者，可予氧气吸入。

（12）口舌局部糜烂，给喷双料喉风散或西瓜霜，1天多次。指导患者注意口腔卫生。

观察患者病证特点、主要症状表现及病情变化。观察患者咳嗽、咳痰情况，咯血的色、质、量及时间，潮热的时间和热势，有无胸痛、盗汗，消瘦的情况，以及舌苔、脉象的变化等，做好记录。若出现胸闷、咽痒有血腥味等咯血先兆或咯血量多、汗出肢冷、面色苍白、血压下降、脉微欲绝等气随血脱征象，或热势有增无减、咯血不止等，均需立即通知医师，并配合抢救处理。咯血量多时应保持呼吸道通畅，防止窒息。

6. 中医护理适宜技术

肺痨阴虚盗汗者可用浮小麦泡茶饮用，也可用敷脐法，取五倍子粉加白醋调成糊状，临睡前敷填神阙穴，或用煅牡蛎、煅龙骨粉纱布包扎，用以扑身，以收敛止汗。肺痨日久者可用五灵脂、白芥子、甘草、大蒜泥共研细末，加入少量醋，摊纱布上，敷颈椎至腰椎夹脊旁开1.5寸处。

7. 预防调护

（1）养成不随地吐痰的习惯，咳嗽、打喷嚏时用手帕挡住口，以免通过飞沫传染给他人。肺痨患者的痰具、用具均应消毒。

（2）注意锻炼身体，增强体质，抵御外邪侵袭。儿童应预防接种卡介苗。

（3）指导患者了解积极治疗的重要性。出院后定期复查，日常注意休息，劳逸结合。教会患者做呼吸操、打太极拳等强身健体的方法，以提高其免疫力。

（4）指导患者掌握呼吸道隔离常识，讲究公共卫生。了解本病常用治疗方法及持续用药时间、预防知识。自觉遵守呼吸道隔离制度。

（5）宣传引起肺痨复发的危险因素，如营养不良、饮酒、糖尿病等，介绍去除危险因素、防止复发的知识。

（6）儿童应预防接种卡介苗。

　　肺胀是多种慢性肺系疾患反复发作，迁延不愈，导致肺气胀满，不能敛降的一种病证。临床表现为胸部膨满，憋闷如塞，喘息上气，咳嗽痰多，烦躁，心悸，面色晦暗，或唇甲发绀、脘腹胀满、肢体浮肿等。其病程缠绵，时轻时重，经久难愈，严重者可出现神昏、痉厥、出血、喘脱等危重证候。

　　根据肺胀的临床证候特点，与西医学中慢性支气管炎合并肺气肿、肺源性心脏病相类似，肺性脑病则常见于肺胀的危重变证，可参考本章内容进行辨治。但由于本病是临床常见的慢性疾病，病理演变复杂多端，还当与咳嗽、痰饮（支饮、溢饮）等互参，注意与心悸、水肿（喘肿）、喘厥等病证的联系。

一、中医辨证论治

1. 痰浊壅肺证

胸膺满闷，短气喘息，稍劳即著，咳嗽痰多，色白黏腻或呈泡沫，畏风易汗，脘痞纳少，倦怠乏力，舌暗，苔薄腻或浊腻，脉小滑。

证机概要：肺虚脾弱，痰浊内蕴，肺失宣降。

治法：化痰降气，健脾益肺。

代表方：苏子降气汤合三子养亲汤加减。二方均能降气化痰平喘，但苏子降气汤偏温，以上盛兼有下虚，寒痰喘咳为宜；三子养亲汤偏降，以痰浊壅盛，肺实喘满，痰多黏腻为宜。

2. 痰热郁肺证

咳逆，喘息气粗，胸满，烦躁，目胀睛突，痰黄或白，黏稠难咯，或伴身热，微恶寒，有汗不多，口渴欲饮，溲赤，便干，舌边尖红，苔黄或黄腻，脉数或滑数。

证机概要：痰热壅肺，清肃失司，肺气上逆。

治法：清肺化痰，降逆平喘。

代表方：越婢加半夏汤或桑白皮汤加减。前方宣肺泄热，用于饮热郁肺，外有表邪，喘咳上气，目如脱状，身热，脉浮大者；后方清肺化痰，用于痰热壅肺，喘急胸满，咳吐黄痰或痰质黏白稠厚者。

3. 痰蒙神窍证

神志恍惚，表情淡漠，谵妄，烦躁不安，撮空理线，嗜睡，甚则昏迷，或伴肢体瞤动，抽搐，咳逆喘促，咳痰不爽，苔白腻或黄腻，舌质暗红或淡紫，脉细滑数。

证机概要：痰蒙神窍，引动肝风。

治法：涤痰，开窍，息风。

代表方：涤痰汤加减。本方涤痰开窍、息风止痉，用于痰迷心窍，风痰内盛，神志昏蒙或嗜睡，痰多，肢体瞤动者。

4. 阳虚水泛证

心悸，喘咳，咳痰清稀，面浮，下肢浮肿，甚则一身悉肿，腹部胀满有水，脘痞，纳差，尿少，怕冷，面唇青紫，苔白滑，舌胖质黯，脉沉细。

证机概要：心肾阳虚，水饮内停。

治法：温肾健脾，化饮利水。

代表方：真武汤合五苓散加减。前方温阳利水，用于脾肾阳虚之水肿；后方通阳化气利水，配合真武汤可加强利尿消肿的作用。

5. 肺肾气虚证

呼吸浅短难续，声低气怯，甚则张口抬肩，倚息不能平卧，咳嗽，痰白如沫，咯吐不利，胸闷心慌，形寒汗出，或腰膝酸软，小便清长，或尿有余沥，舌淡或黯紫，脉沉细数无力，或有结代。

证机概要：肺肾两虚，气失摄纳。

治法：补肺纳肾，降气平喘。

代表方：平喘固本汤合补肺汤加减。前方补肺纳肾、降气化痰，用于肺肾气虚，喘咳有痰者；后方补肺益气，用于肺气虚弱，喘咳短气不足以息者。

二、中医护理

1. 起居调护

（1）环境要求同"感冒"的环境相关内容。

（2）做好皮肤护理。协助患者做好生活护理，满足患者所需。年老体弱卧床日久的患者，应协助其定时翻身拍背。定期清洁皮肤，选用性质柔和的中性洗剂，以温水为宜，避免用力擦搓。

（3）做好口腔清洁护理，给予清热解毒的中药液含漱。每日进食后用凉开水漱口或用生理盐水清洁口腔，防止发生口腔炎。

（4）病室应经常通风，保持空气新鲜，温湿度适宜，避免寒冷或干燥空气、烟尘及特殊异味的气体刺激，给予氧气吸入。痰浊壅肺、阳虚水泛、痰蒙神窍者室温可稍高，安排在向阳的房间，防寒保暖；痰热郁肺者室内宜凉爽、湿润，避免直接吹风。患者宜安静卧床休息，取半卧位或身体前倾坐位。缓解期适当进行活动，可先在室内活动，根据病情逐渐增加活动量，如打太极拳、做呼吸操等以增强体质，改善肺功能。

（5）生活起居有常，避风寒，勿过劳，禁烟酒，息恼怒。调理情志，保持心情舒畅，避免焦虑、烦躁等不良情绪。

2. 饮食调护

饮食宜清淡可口、易于消化、有营养。忌辛辣、煎炸和过甜、过咸食物。少量多餐，多食新鲜蔬菜水果。以高热量、低盐、易消化为原则。可根据不同情况给予不同饮食调理。

（1）痰多黄黏者，可用川贝炖冰糖食用，以清肺化痰。伴口渴者，可给服梨汁、荸荠汁、萝卜汁。

（2）伴有水肿者，可用鲤鱼赤豆炖汤，以利水湿。或用鲫鱼去肠杂，将大蒜、椒目塞入鱼腹同煮，不加盐，吃鱼喝汤。同时要控制水、盐的摄入量，以无盐或低盐为原则。饮食宜健脾利水的高蛋白食物，忌辛辣煎炸之品，可食鲤鱼大蒜汤、赤小豆粥、大枣粥等。

（3）发作期饮食以清淡、易消化为宜，忌过咸、过甜及辛辣刺激性食物。缓解期可常食补益肺肾的食物，如人参、蛤蚧、紫河车粉、冬虫夏草等。

（4）饮食宜清淡、富营养，多食果蔬，忌辛辣刺激、生冷、油腻、海膻发物等，戒烟。痰浊壅肺者宜食莱菔子、白果、粳米同煮粥，早晚餐温热服之；痰热郁肺口渴，舌红津伤者，可多予梨汁、荸荠汁、莱菔汁；肺肾气虚者缓解期可服蛤蚧、紫河车粉、沙参百合粥、黄芪党参粥或独参汤等，也可服食蛤蚧粥；阳虚水泛浮肿明显者应忌盐，水肿消退后可进低盐饮食，或食用鲤鱼赤豆汤、赤小豆粥、薏苡仁粥、大枣粥等以利水湿。

（5）饮食宜清淡、易消化、富营养，忌肥甘厚腻、生冷煎炸、海膻发物之品。有水肿者应低盐或无盐饮食。

3. 情志调护

（1）本病缠绵难愈，患者精神负担较重，要耐心细致地做好患者的疏导工作，帮助患者树立战胜疾病的信心。

（2）与患者沟通，了解患者生活习惯，并宣教本病的医疗卫生常识，使其积极配合治疗。

（3）肺胀大多病程较长，日益加重，尤其伴有呼吸困难者，患者表现极度紧张、恐惧，因此要加强情志护理，耐心倾听患者的主诉，及时满足患者的需求。并向患者介绍有关治疗方法的目的、意义及配合的方法，安慰鼓励患者。

（4）肺胀患者病程长，病情缠绵，反复发作，经久难愈，易产生忧郁、焦虑心理，对治疗缺乏信心。宜加强情志调理，避免不良刺激，指导自我调节情志的方法，避免忧郁恼怒等不良情绪，嘱家属多予关心，给予精神支持，使患者保持良好的心态，增强其战胜疾病的信心。

4. 用药调护

（1）中药汤剂一般宜温服，每日2次。恶心、呕吐者宜徐徐服下，服药后避风寒，并观察效果和反应。

（2）对此类患者慎用巴比妥、三溴合剂、地西泮（安定）等。禁用吗啡等呼吸抑制剂。

（3）讲述服药的目的和方法，指导患者遵医嘱按时服药，掌握用药不良反应的观察方法。

（4）使用强心剂时，严格按医嘱给药，观察患者脉搏、心律、心率等的变化。如发生恶心、呕吐、黄视、头痛、心律失常等毒性反应时，及时去医院急诊。使用利尿剂时，注意药后小便改善情况，做好尿量的记录。

（5）长期使用抗生素治疗时，观察有无二重感染现象，注意患者口腔黏膜变化，如出现霉菌感染时应做好口腔护理，可用2.5%碳酸氢钠液漱口，并给服大蒜素胶囊治疗。

（6）伴外感风寒者汤药应热服；痰浊壅肺、阳虚水泛者汤药宜温热服；脾肾阴虚、痰热郁肺者宜温凉服。痰蒙神窍者可服用至宝丹或安宫牛黄丸以豁痰开窍醒神，慎用镇静剂，以免抑制呼吸。服药后注意观察神志、呼吸、胸闷、咳嗽、咳痰、发绀、浮肿等症状是否改善，应用利尿剂者注意观察尿量。

5. 病时调护

（1）严密观察患者有无胸闷、气促及神色、脉象、血压、呼吸频率、节律、深浅的变化，及时测量体温、脉搏、呼吸，观察出汗、咳嗽及神志等情况。

（2）密切观察病情。病重、年老者要防止痰阻窒息。如发现血压下降、面色苍白、出冷汗、烦躁、脉细弱，则可能出现脱证；如出现大汗淋漓、突然气促、胸闷，要考虑是否有气胸的发生，应立即去医院急诊。

（3）本病多在夜间发作加重，故需多加观察，了解患者病情变化。注意观察患者呼吸困难的轻重程度，咳嗽咳痰的色、质、量，排痰的难易及神志、面色、汗出、皮肤、脉象、舌象、尿量等的情况。如见患者表情淡漠嗜睡，或兴奋、躁动、面色青紫、四肢厥冷等症，均为病情加重的征象，需及时去医院急诊。

（4）观察患者咳痰时难或易，痰的颜色、量、质、气味等，必要时送检。观察咳喘持续时间、性质、节律声音及伴发症状。

（5）观察患者活动时的面色、神志、精神状况，注意有无头晕目眩、气促、发绀、汗出，并测量记录体温、脉搏、呼吸、血压的变化。

（6）咳嗽无力者，应给予翻身拍背或用体位引流法帮助排痰，或用中药雾化吸入稀释痰液。同时加强口腔护理。鼓励患者做咳嗽动作咳出痰液，即深吸一口气后，稍屏2～3秒，然后用力咳出肺部的痰液，咳时可协助拍背，以帮助排痰。或者经常变换体位，以利引流，使痰液易于排出。

（7）呼吸困难或发绀者，可取半卧位，根据缺氧程度合理给予氧气吸入，并观察给氧效果。憋喘症状明显者，或有发绀者应给予低流量氧气吸入。注意氧管通畅，每日更换。

（8）便秘患者可晚上睡前饮蜂蜜水，晨起饮淡盐水，可润肠通便。必要时用开塞露、甘油栓软化大便。

（9）体温超过39℃高热时，同"感冒"一节中高热的护理。

（10）年老体弱的患者，咳痰无力。痰液已在咽喉部者，予以吸引器协助吸出。

（11）急性发作期，绝对卧床休息。喘息不能平卧者，取半卧位或端坐位，可借床上小桌让患者俯伏休息，减轻疲劳。或胸下置软枕，横担在患者两腿之上，使之伏坐休息。卧床期间经常翻身，保持皮肤、口腔清洁，防止压疮、坠积性肺炎等并发症发生。

（12）注意观察神志、肤色、体温、呼吸、咳嗽、咯痰、血压情况，观察痰的色、质、量，汗出、缺氧及舌苔、脉象等情况。呼吸困难者予持续低流量给氧，保持呼吸道通畅，如患者出现面色青紫、四肢厥逆、大汗淋漓、脉微欲绝等亡阳征象，应立即报告医生，并配合抢救处理。

（13）有条件者家中配备吸氧设备，每日定时家庭氧疗，以改善呼吸功能。

6. 中医护理适宜技术

阳虚水泛者艾灸大椎、肺俞、脾俞、肾俞、命门、足三里、三阴交等穴以温阳化气行水。痰蒙神窍者可针刺水沟、间使、内关、丰隆等穴以开窍豁痰。虚证患者可灸足三里穴，亦可自我按摩肾俞、涌泉等穴，或取神门、肝、肾、皮质下、内分泌、肾上腺、平喘、肺等耳穴，用王不留行子贴压，左右耳穴交替，每日按压数次。亦可行夏季穴位贴敷，选肺俞、心俞、膈俞、定喘等穴，以扶正祛邪。

7. 预防调护

（1）积极预防感冒，治疗呼吸系统疾病。注意寒温调节，尤其在寒冷季节或天气突变时要避免受凉而诱发或加重病情。

（2）有吸烟爱好者，劝其戒烟。不喝浓茶、咖啡等刺激性食物。

（3）平时注意休息，避免劳累。适当进行户外活动或锻炼，如打太极拳、散步、做呼吸操等，以增强体质，改善肺功能。注意循序渐进，以适应个体活动量为宜。

（4）从夏季开始进行耐寒锻炼，用冷水擦面、背、身。适量参加体育锻炼。

（5）教会患者做呼吸操，进行肋间肌、膈肌的锻炼，健身防病。

（6）指导患者进行呼吸锻炼，增强呼吸功能。

①膈肌呼吸锻炼：作腹式呼吸，加强膈肌活动，增进肺泡通气量。

②缩唇呼气法：用鼻吸气，用口呼气。呼气时，口唇收拢，作吹口哨样呼气。呼吸按节律进行，吸：呼为 1：2 或 1：3。

进行适当的锻炼，如散步、太极拳、呼吸保健操，以增强体质；也可坚持耐寒训练，如洗冷水脸、温水擦浴等，提高机体抗御风寒的能力。

（7）预防感冒，出现发热、咳嗽、咯痰、呼吸困难、胸闷、发绀等临床表现时应及时到医院诊治。

/ 第八章 / **心 悸**

心悸是指患者自觉心中悸动,惊惕不安,甚则不能自主的一种病证,临床一般多呈发作性,每因情志波动或劳累过度而发作,且常伴胸闷、气短、失眠、健忘、眩晕、耳鸣等症。病情较轻者为惊悸,病情较重者为怔忡,可呈持续性。

根据本病的临床特点,各种原因引起的心律失常,如心动过速、心动过缓、期前收缩、心房颤动或扑动、房室传导阻滞、病态窦房结综合征、预激综合征,以及心功能不全、心肌炎、一部分神经官能症等,如表现以心悸为主症者,均可参照本病辨证论治,同时结合辨病处理。

一、中医辨证论治

1. 心虚胆怯证

心悸不宁,善惊易恐,坐卧不安,不寐多梦而易惊醒,恶闻声响,食少纳呆,苔薄白,脉细略数或细弦。

证机概要:气血亏损,心虚胆怯,心神失养。

治法:镇惊定志,养心安神。

代表方:安神定志丸加减。本方益气养心、镇惊安神,用于心悸不宁、善惊易恐、少寐多梦、食少、纳呆者。

2. 心血不足证

心悸气短,头晕目眩,失眠健忘,面色无华,倦怠乏力,纳呆食少,舌淡红,脉细弱。

证机概要：心血亏耗，心失所养，心神不宁。

治法：补血养心，益气安神。

代表方：归脾汤加减。本方益气补血、健脾养心，重在益气，意在生血，适用于心悸怔忡、健忘失眠、头晕目眩之症。

3. 阴虚火旺证

心悸易惊，心烦失眠，五心烦热，口干，盗汗，思虑劳心则症状加重，伴耳鸣腰酸，头晕目眩，急躁易怒，舌红少津，苔少或无，脉象细数。

证机概要：肝肾阴虚，水不济火，心火内动，扰动心神。

治法：滋阴清火，养心安神。

代表方：天王补心丹合朱砂安神丸加减。前方滋阴养血、补心安神，适用于阴虚血少、心悸不安、虚烦神疲、手足心热之症；后方清心降火、重镇安神，适用于阴血不足、虚火亢盛、惊悸怔忡、心神烦乱、失眠多梦等症。

4. 心阳不振证

心悸不安，胸闷气短，动则尤甚，面色苍白，形寒肢冷，舌淡苔白，脉象虚弱或沉细无力。

证机概要：心阳虚衰，无以温养心神。

治法：温补心阳，安神定悸。

代表方：桂枝甘草龙骨牡蛎汤合参附汤加减。前方温补心阳、安神定悸，适用于心悸不安、自汗盗汗等症，后方益心气、温心阳，适用于胸闷气短、形寒肢冷等症。

5. 水饮凌心证

心悸眩晕，胸闷痞满，渴不欲饮，小便短少，或下肢浮肿，形寒肢冷，伴恶心，欲吐，流涎，舌淡胖，苔白滑，脉象弦滑或沉细而滑。

证机概要：脾肾阳虚，水饮内停，上凌于心，扰乱心神。

治法：振奋心阳，化气行水，宁心安神。

代表方：苓桂术甘汤加减。本方通阳利水，适用于痰饮为患，胸胁支满、心悸目眩等症。

6. 瘀阻心脉证

心悸不安，胸闷不舒，心痛时作，痛如针刺，唇甲青紫，舌质紫黯或有瘀斑，脉涩或结或代。

证机概要：血瘀气滞，心脉瘀阻，心阳被遏，心失所养。

治法：活血化瘀，理气通络。

代表方：桃仁红花煎合桂枝甘草龙骨牡蛎汤。前方养血活血、理气通脉止痛，适用心悸伴阵发性心痛、胸闷不舒、舌质紫黯等症；后方温通心阳、镇心安神，用于胸闷不舒、少寐多梦等症。

7. 痰火扰心证

心悸时发时止，受惊易作，胸闷烦躁，失眠多梦，口干苦，大便秘结，小便短赤，舌红，苔黄腻，脉弦滑。

证机概要：痰浊停聚，郁久化火，痰火扰心，心神不安。

治法：清热化痰，宁心安神。

代表方：黄连温胆汤加减。本方清心降火、化痰安中，用于痰热扰心而见心悸时作、胸闷烦躁、尿赤便结、失眠多梦等症状者。

二、中医护理

1. 起居调护

（1）避免突然而来的噪声及恐怖、惊骇等不良刺激。

（2）其余同"呕吐"的环境要求。

（3）保持大便通畅，避免用力排便。

①每日早晚服蜂蜜1匙。

②睡觉前或起床前做腹部顺时针方向按摩。

③养成定时排便的习惯。

（4）休息与活动

①休息：心功能Ⅲ级以上者，应绝对卧床休息，症状缓解后可适当活动。避免过度劳累，劳逸结合，加强休息，保证睡眠充足。

②活动：选择合适的运动时间和方式。清晨、饱餐后、酒后均不宜立即运动，应根据自己的年龄、喜好和实际条件选择合适的运动方式，如散步、太极拳、做广播体操等。

③生活起居应有家人协助进行，加强生活护理。不宜沐浴者，可行床上擦浴。

（5）保持病室环境安静，避免一切噪声，工作人员做到说话轻、操作轻，减少对患者的不良刺激。保持空气新鲜，温湿度适宜，注意四时气候变化，防寒保暖，以免外邪侵袭，诱发或加重心悸。起居有节，劳逸适度。心悸发作时宜卧床休息，重症者应绝对卧床，待症状好转后，逐渐恢复体力活动。对年老体弱、长期卧床、活动无耐力的患者，注意皮肤护理，预防压疮。保证睡眠质量，养成良好的睡眠习惯，睡前尽量放松身心，可以听轻松舒缓的音乐或用温水泡脚，不宜看刺激性书刊及影视。保持大便通畅，养成规律的排便习惯，切忌排便过度用力，可协助患者进行腹部按摩，必要时遵医嘱予缓泻剂。

（6）起居有节，注意寒暑变化，避免居住于阴寒之地，以防外邪侵袭而诱发或加重心悸；预防感冒，防治心肌炎。适当运动，可采用散步、做操、打太极的方式，劳逸结合，以不疲劳为度。

2. 饮食调护

饮食宜清淡、富营养、易消化的流质或半流质饮食。饮食宜以低脂肪、高维生素及蛋白质为主，多食蔬菜水果，忌食肥腻、辛辣、煎炸、不易消化、浓茶、咖啡等刺激性食物和动火之物及烟酒。进食速度不宜过快，可少量多餐，忌过饱，多样饮食，合理搭配。适宜食品有玉米、小麦、牛肉、大枣、菠菜、葡萄等。适宜粥食为龙眼莲子粥：龙眼肉 15g，

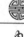

莲子肉 15g，红枣 10 枚，粳米 100g，白糖少许，同煮粥食用，可养心血、安心神。

（1）心虚胆怯：饮食可选用含钾高的食物，如苋菜、油菜、花菜、菠菜、慈菇、苦瓜、柑橘、香蕉等。因钾可保护心肌细胞，以预防心律不齐或减缓心动过速。

（2）气血亏虚：饮食宜进补益气血之品，如红枣、奶类、蛋类、豆类、鱼类等食品。可常吃大枣、莲子、龙眼肉、山药、猪心等以补益气血。可食含铁丰富的食物，如血豆腐、动物肝脏及蔬菜等，也可以配合食用药膳黄芪粥、桂圆红枣粥、红枣黑木耳汤等。

（3）阴虚火旺：饮食以清淡养阴而富有营养为原则。如番茄、洋白菜、冬瓜、苦瓜、慈菇、山药等含钾高的食物可缓解心动过速和心律不齐。高蛋白食物有鱼肝、鸡蛋。龟、鳖炖食也有滋阴潜阳功能。戒烟酒，忌食辛辣刺激之品，可常食莲子百合汤，以清心补血安神。

（4）心阳不足：饮食宜温热时食用，忌寒凉性食品。宜进补养心气、温阳之品，如海参、桂圆、田鸡、胡桃肉、羊肉、鸡肉等。鹿角胶烊化内服，紫河车粉装胶囊吞服。可用适量大葱、生姜、大蒜调料，也可配合食疗，如食莲子粥、桂圆柏子仁粥等。可适当进补益气血的药膳，如虫草炖鸡、桂圆莲子粥等。浮肿者，给予低盐或无盐饮食，以防伤肾损阳，加重病情。

（5）水饮凌心：饮食宜少食多餐，以易消化、益气温阳、化饮利水为原则，宜食新鲜蔬菜、藕粉、蛋花汤、牛奶、酸奶、莲子、薏米、赤小豆、牛羊肉等。伴浮肿者，予低盐或无盐饮食，因水钠滞留可加重水肿使疾病恶化。

（6）心悸顿发者：可用西洋参片泡水代茶；心悸伴有水肿者，应限制盐的摄入量；快速心律失常者，应戒烟，避免摄入刺激性的食物如咖啡、浓茶、烈酒、可乐等。

（7）饮食宜低盐、低脂，进食营养丰富且易消化吸收的食物，忌过饱，避免烈酒、浓茶、咖啡、可乐等刺激性饮品。心阳不振者，饮食应温热服，以温补心阳之品为宜，如羊肉、狗肉等，桂皮、葱、生姜、大蒜等调味，忌过食生冷；心脾两虚者宜补益气血，如鸡肉、鸽肉、莲子、红枣、山药等，以及含铁丰富的食物；阴虚火旺者，宜滋阴降火、清心安神，如梨、百合、小麦、鸭肉等，忌辛辣炙煿之品；心虚胆怯者，宜镇静定志、养心安神，可用酸枣仁5g，加白糖研末，于睡前调服，以镇静安眠、调养精神；心血瘀阻者，宜活血化瘀，如玫瑰花、山楂、红糖等；痰火扰心者，宜化痰泻火，如苦瓜、莲子心等泡茶，忌食膏粱厚味、煎炸炙煿之品；水饮凌心者，应限制钠盐和水的摄入，宜温阳化饮，可配合一些利水消肿之品，如鲤鱼赤小豆汤。

（8）饮食有节，宜选营养丰富易消化、低盐低脂的食品，忌饥饱无常，忌肥甘厚味，忌浓茶，戒烟限酒。可多食桂圆柏子仁粥、红枣黑木耳汤等补养心气的药膳。

3. 情志调护

（1）避免不良情绪刺激，保持身心愉快。多关心患者，进行劝解、安慰，使其配合治疗。

（2）保持情绪平稳，避免惊恐等不良刺激。如不看恐怖性电影、电视、小说，以免诱发和加重心悸。

（3）理解患者，耐心倾听其诉说，鼓励其说出产生焦虑、恐惧的原因，进行有效的心理疏导。

（4）向患者介绍疾病的治疗手段、方法和治愈率等，邀请已治愈患者谈亲身体会，以增强患者战胜疾病的信心，愉快接受治疗及护理。

（5）经常劝慰开导患者，使其勿抑郁、暴怒，保持情绪稳定。向患者解释病情转归，进行健康教育，给予生活料理，使患者树立信心，积极配合治疗及护理。

（6）心悸常因情志刺激诱发，故应注重情志护理。对患者加强说理、劝解、安慰、鼓励，多和患者沟通，使其保持心情愉快，精神乐观，情绪稳定。指导患者心理疏导之法，如移情法、音乐法，或通过谈心释放情绪。如音乐疗法中，可根据心悸的虚实情况进行辨证选乐，对心虚胆怯、痰火扰心、阴虚火旺等引起的心悸，应避免惊恐刺激及忧思恼怒等。

（7）本病多因思虑过度，情志内伤所致，因此应保持情志舒畅，避免恐怖刺激和不良情绪，以免情志过极而诱发心悸。教会患者学会自我调节不良情绪，可通过听音乐、和亲人交流、做些自己喜欢的事来放松。

4. 用药调护

（1）严格按医嘱的剂量、时间、方法正确规范用药。

（2）慢性病患者要按医嘱坚持服药治疗，不要自行中断。

（3）认真做好服药护理，剂量准确，用药及时，并观察服药后的反应。如长期使用洋地黄药物的患者，应观察其有无呕吐、头痛、黄视、绿视，心律骤然增快（＞100次/分钟）或缓慢（＜60次/分钟）等不良反应，若有异常，应及时去医院就诊。

（4）服用抗心律失常的药物，严禁随意改变剂量。

（5）严格按照医嘱的剂量、时间和方法给药，注意观察药物的不良反应。心阳不振者，中药汤剂应趁热服，补益药宜早晚温服，利水药宜空腹或饭前服用，安神药宜睡前服用。阴虚火旺者，中药汤剂宜浓煎，少量频服，睡前凉服，服药期间忌饮浓茶、咖啡。严格控制输液的量和滴速，观察输液反应。使用附子或服用洋地黄类药物，应注意观察患者有无心率缓慢、胃纳减退、恶心、色觉异常、心慌不适等中毒症状，服用前测心率低于每分钟60次时应停药；使用利尿剂的患者，要准确记录出入量。心悸频作者，指导患者随身携带急救药物，以备急用。

5. 病时调护

（1）注意观察心率、心律的情况：若心率持续超过每分钟120次或低于40次，均应立即报告医生。若心悸持续时间长，难以缓解，应加强护理。

（2）密切观察脉搏的速度、节律、力度等。注意心率、血压、呼吸、面色、汗出、水肿、尿量、舌象等病情变化。

（3）注意心悸发作时间和持续时间，并作记录。

（4）观察特殊药物的服药后反应，如洋地黄类药物，服药前应检查心率、心律。

（5）密切观察患者生命体征和病情变化。

（6）心悸发作时以卧床休息为主。伴有胸闷、肢肿者，可取半卧位，适当抬高下肢，必要时给予氧气吸人。

（7）若因阵发性室上性心动过速发作，可采用兴奋迷走神经的方法。

①刺激咽喉，诱发恶心、呕吐。

②屏气：嘱患者深吸气后闭口，手捏鼻，然后用力做吸气动作。

③压迫眼球：患者取仰卧位，嘱其闭眼下视，用手指压迫眼球上部，避免损伤角膜，每次10秒钟。先左后右试压一侧，无效时可同时压两侧。勿按压过重，患者稍感疼痛即可。

（8）协助并教会患者采取合适体位，有效减缓或缓解心悸喘促，如取坐位、半坐位、垂足坐位等。

（9）轻症患者可从事适当的体力活动，以不觉疲劳、不加重症状为度，避免剧烈的活动。对水饮凌心、心血瘀阻等重症心悸，应嘱其卧床休息，保持一定的生活规律。

（10）密切观察心慌的程度；心悸发作的诱因与情志、饮食、体力活动等关系；观察心率、心律、血压、脉象等变化，必要时给予心电监护，观察心电图的变化。若心率持续在每分钟120次以上或40次以下，或频发期前收缩，应及时报告医生，予以处理。警惕患者出现面色苍白、四肢厥冷、血压下降等心阳暴脱的变证。水饮凌心者注意观察水肿、尿量的变化。

（11）便秘者，养成良好的排便习惯，每日早晨喝一杯蜂蜜水，多吃含粗纤维的蔬菜，做腹部按摩，以促进排便。排便困难时切忌努责，可适当服用缓泻剂。

6. 中医护理适宜技术

可用王不留行子行耳穴贴压，取心、交感、神门、皮质下等穴，心虚胆怯者加胰、胆，心脾两虚者加脾，阴虚火旺者加肾。心阳不足者，可灸心俞穴，或遵医嘱予针刺内关、神门等穴，以安神定悸。也可取心俞、内关、神门、胆俞等穴行穴位按摩，伴汗出者可加合谷穴。心悸发作时，可压迫眼球，患者轻闭双眼下视，用拇指压迫一侧眼球上部，逐渐增加压力，感到轻微疼痛、心悸减轻为止。或用压迫颈动脉窦法，以拇指轻压一侧颈动脉窦 10～20 秒钟，若不缓解，可再重复一次，两侧可交替进行。注意切不可两侧同时压迫，或在一侧压迫时间过长，以免发生意外。对阵发性心悸、脉搏明显加速而并无结代者，可用屏气法，深吸气后屏气几秒钟，再用力做呼气动作以止悸。

7. 预防调护

（1）因感受风寒湿邪而致心悸者，要注意寒温调节，避免居住阴暗潮湿之地。

（2）保持心情愉快，避免七情刺激而诱发心悸。

（3）饮食有节，进食勿过饱；生活起居有常，劳逸结合。保证休息与睡眠是减轻心悸的重要方法，是养生祛病的关键。

（4）避免外邪侵袭，防止寒暑变化诱发心悸，或加重心悸。

（5）增强体质，适当参加体力活动，以不感觉劳累为度。如散步、太极拳、练气功等。

（6）积极治疗惊悸、怔忡的原发病证。在调养期间，坚持按医嘱服药，以巩固疗效。

（7）药茶疗法

①龙眼肉 30g 洗净，西洋参 6g 浸润切片，放入盆内，加白糖少许，适量水，置沸水锅内蒸 40～50 分钟即可。早、晚服用，可治疗心悸气短、失眠、健忘等。

②灯心草 60g，鲜竹叶 60g，共水煎煮，代茶饮。可用于心悸、失眠、易惊、易怒等。

（8）积极治疗原发疾病。心悸常病势缠绵，应坚持长期治疗，随身携带速效救心丸、硝酸甘油片等急救药物，教会患者自我监测心率的方法。如出现心悸发作持续不缓解，甚至出现严重的胸中闷痛、喘促、水肿等症状时，应及时到医院救治。

　　胸痹是指以胸部闷痛，甚则胸痛彻背、喘息不得卧为主症的一种疾病，轻者仅感胸闷如窒，呼吸欠畅，重者则有胸痛，严重者心痛彻背、背痛彻心。

　　根据本证的临床特点，主要与西医学所指的冠状动脉粥样硬化性心脏病（心绞痛、心肌梗死）关系密切，其他如心包炎、二尖瓣脱垂综合征、病毒性心肌炎、心肌病、慢性阻塞性肺气肿、慢性胃炎等，出现胸闷、心痛彻背、短气、喘不得卧等症状者，亦可参照本章内容辨证论治。

一、中医辨证论治

1. 心血瘀阻证

心胸疼痛，如刺如绞，痛有定处，入夜为甚，甚则心痛彻背，背痛彻心，或痛引肩背，伴有胸闷，日久不愈，可因暴怒、劳累而加重，舌质紫黯，有瘀斑，苔薄，脉弦涩。

证机概要：血行瘀滞，胸阳痹阻，心脉不畅。

治法：活血化瘀，通脉止痛。

代表方：血府逐瘀汤加减。本方祛瘀通脉、行气止痛，用于胸中瘀阻，血行不畅，心胸疼痛，痛有定处，胸闷心悸之胸痹。

2. 气滞心胸证

心胸满闷，隐痛阵发，痛有定处，时欲太息，遇情志不遂时容易诱发或加重，或兼有脘腹胀闷，得嗳气或矢气则舒，苔薄或薄腻，脉细弦。

证机概要：肝失疏泄，气机郁滞，心脉不和。

治法：疏肝理气，活血通络。

代表方：柴胡疏肝散加减。本方疏肝理气，适用于肝气抑郁，气滞上焦，胸阳失展，血脉失和之胸胁疼痛等。

3. 痰浊闭阻证

胸闷重而心痛微，痰多气短，肢体沉重，形体肥胖，遇阴雨天而易发作或加重，伴有倦怠乏力，纳呆便溏，咯吐痰涎，舌体胖大且边有齿痕，苔浊腻或白滑，脉滑。

证机概要：痰浊盘踞，胸阳失展，气机痹阻，脉络阻滞。

治法：通阳泄浊，豁痰宣痹。

代表方：栝蒌薤白半夏汤合涤痰汤加减。两方均能温通豁痰，前方偏于通阳行气，用于痰阻气滞、胸阳痹阻者；后方偏于健脾益气、豁痰开窍，用于脾虚失运、痰阻心窍者。

4. 寒凝心脉证

卒然心痛如绞，心痛彻背，喘不得卧，多因气候骤冷或骤感风寒而发病或加重，伴形寒，甚则手足不温，冷汗自出，胸闷气短，心悸，面色苍白，苔薄白，脉沉紧或沉细。

证机概要：素体阳虚，阴寒凝滞，气血痹阻，心阳不振。

治法：辛温散寒，宣通心阳。

代表方：枳实薤白桂枝汤合当归四逆汤加减。两方皆能辛温散寒、助阳通脉。前方重在通阳理气，用于胸痹阴寒证，见心中痞满、胸闷气短者；后方以温经散寒为主，用于血虚寒厥证，见胸痛如绞、手足不温、冷汗自出、脉沉细者。

5. 气阴两虚证

心胸隐痛，时作时休，心悸气短，动则益甚，伴倦怠乏力，声息低微，面色㿠白，易汗出，舌质淡红，舌体胖且边有齿痕，苔薄白，脉虚细缓或结代。

证机概要：心气不足，阴血亏耗，血行瘀滞。

治法：益气养阴，活血通脉。

代表方：生脉散合人参养荣汤加减。两者皆能补益心气。生脉散长于益心气、敛心阴，适用于心气不足、心阴亏耗者；人参养营汤补气养血、安神宁心，适用于胸闷气短、头昏神疲等证。

6.心肾阴虚证

心痛憋闷、心悸盗汗，虚烦不寐，腰酸膝软，头晕耳鸣，口干便秘，舌红少津，苔薄或剥，脉细数或促代。

证机概要：水不济火，虚热内灼，心失所养，血脉不畅。

治法：滋阴清火，养心和络。

代表方：天王补心丹合炙甘草汤加减。两方均为滋阴养心之剂。天王补心丹以养心安神为主，治疗心肾两虚、阴虚血少者；炙甘草汤以养阴复脉见长，主要用于气阴两虚、心动悸、脉结代之症。

7.心肾阳虚证

心悸而痛，胸闷气短，动则更甚，自汗，面色㿠白，神倦怯寒，四肢欠温或肿胀，舌质淡胖，边有齿痕，苔白或腻，脉沉细迟。

证机概要：阳气虚衰，胸阳不振，气机痹阻，血行瘀滞。

治法：温补阳气，振奋心阳。

代表方：参附汤合右归饮加减。两方均能补益阳气，前方大补元气、温补心阳，后方温肾助阳、补益精气。

二、中医护理

1.起居调护

（1）同"呕吐"的环境要求。

（2）养成定时大便习惯。每日按摩脐周及下腹部，保持大便通畅，便秘时避免用力。

（3）注意保暖。尤其素体阳虚者，要注意天气变化，及时增减衣被。

（4）保持皮肤清洁，定期温水擦浴，女患者保持会阴部清洁。定期更换衣服和床单，保持床铺平整、干燥，无渣屑。

（5）病室环境保持安静，避免噪声刺激，定时开窗通风，保持空气新鲜，温湿度适宜，不可汗出当风，防止寒邪入侵。胸闷心痛发作时，应绝对卧床休息，给予氧气吸入，限制探视。协助患者日常生活，缓解期适当下床活动，注意劳逸结合，避免过劳诱发疾病或加重病情。保持大便通畅，排便困难时嘱患者切忌屏气用力，必要时给予缓泻剂，如麻仁丸、番泻叶等。心肾阳虚及寒凝心脉者尤其要注意保暖，室温宜偏高，随气候变化调整衣被厚薄；痰浊内阻者，胸闷痰多时可协助患者取半卧位。

（6）保持居室安静、通风、温湿度适宜。起居有节，避风寒，保持充足的睡眠。注意劳逸适度，动而有节，控制体重，增强机体抗病能力。

2. 饮食调护

饮食以清淡细软易消化、低盐、低脂、低热量、低胆固醇为宜。多食纤维膳食、富含维生素的食物，如茎叶类蔬菜、水果，可食蜂蜜，少食肥甘厚味、辛辣、煎炸、刺激性食物，如动物内脏、蛋黄、奶油等。忌烟、酒、浓茶、咖啡，伴有高血压者应少吃盐。禁止吸烟、饮酒。可用菊花、生山楂、草决明、枸杞子泡茶频频饮用。饮食忌过饥过饱，进食定时，少量多餐，避免进食大量高脂肪、高热量的食物，尤其晚餐量宜少，避免诱发心痛。根据不同证型给予饮食指导。

（1）本实者：食宜清热健脾。多食新鲜蔬菜、水果，可给西洋菜汤、冬瓜薏苡仁汤、雪耳羹、田七瘦肉汤、怀山瘦肉汤、鱼片粥等。

（2）本虚者：食宜补气滋阴健脾。可适当选食牛肉、瘦肉粥、莲子百合汤、黄芪汤、百合粥、银耳羹、元肉兔肉汤、大枣冬菇汤等。

（3）痰浊闭阻：饮食宜清淡、低盐、易消化、富营养，如山楂、洋葱、大蒜、柑橘、紫菜、番茄、竹笋、枇杷、萝卜等。少食多餐，不宜过饥、过饱、过甜。禁食油腻、辛辣之品。

（4）瘀血痹阻：饮食宜少食多餐，不应过饱，以免增加心脏负担。宜多食禽类、鱼类、核桃、花生、葵花子、水果、蔬菜等食品，忌食肥甘厚味与辛辣之品。戒烟、酒、浓茶、咖啡等。

（5）饮食以清淡为原则，给予低盐、低脂、低胆固醇、高纤维素、易消化的食物。饮食宜规律，平素宜多食蔬果及易消化食物，少量多餐，忌饱餐，勿食辛辣刺激、膏粱厚味之品，戒烟、酒，不饮浓茶、咖啡。心血瘀阻者宜食活血化瘀通络之品，如薤白、大蒜、山楂等，可少量饮酒，以助活血化瘀之功；寒凝心脉者宜食辛温散寒之品，如生姜红糖茶等，亦可在饮食中佐以葱、椒等调味，忌生冷食物；气滞心胸者宜多食疏肝理气之品，如佛手茶等；痰浊内阻者宜多食化痰之品，如海蜇、荸荠、枇杷等；气阴两虚者宜食补气养阴之品，如山药百合粥等；心肾阴虚者宜食滋养心肾之品，如百合绿豆汤、枸杞茶等；心肾阳虚者宜食温补心肾之品，如羊肉、狗肉等。

（6）饮食应清淡少盐，少食肥甘厚腻。少食多餐，忌暴饮暴食，多吃水果蔬菜，戒烟酒。保持大便通畅，切忌努责。

3. 情志调护

（1）指导患者注意保持情绪平稳，避免忧思、郁怒等不良情绪，以免诱发或加重病情。

（2）向患者讲解疾病知识，讲明引起胸痹的原因，让其正确对待自身疾病，积极配合治疗，减轻焦虑和恐惧等心理压力，消除紧张情绪。

（3）理解患者，耐心倾听诉说，鼓励其说出产生焦虑恐惧的原因，进行有效的心理疏导。

（4）主动关心患者，使其心情愉快，避免心情抑郁、忧伤或紧张、激动。

（5）胸闷心痛发作时要安抚患者，减轻患者的紧张、恐惧心理。

（6）胸痛发作时，应陪伴安抚患者，适当采取转移法、诱导法，放松其心情，切忌忧思恼怒，积极配合治疗，避免情绪紧张。平时注意保持心情舒畅，不宜观看引起恐怖、兴奋、紧张、刺激的影视节目或书报，不宜过度交谈，以免引起情绪波动。

（7）重视情志调摄，平素保持愉快平和的心理状态，避免喜怒忧思过度。

4. 用药调护

（1）中药汤剂以温服或热饮为宜。

（2）轻度稳定型心绞痛可遵照医嘱长期服冠心苏合丸、麝香保心丸。心痛发作时可舌下含服硝酸甘油，服时应注意控制速度和用量，以防低血压。

（3）若因药物导致头面部血管扩张而出现用药后颜面潮红、头痛等症状，应向患者解释，以消除其顾虑，并嘱患者取半卧位。

（4）一般药物应严格按规定的时间、剂量服用。胸痛时，应记录用药后疼痛缓解的程度、时间。

（5）中药汤剂一般宜温服。胸痹发作时遵医嘱给予硝酸甘油或速效救心丸舌下含服，或选用芳香温通的药物，如冠心苏合丸等。注意观察药后反应，包括药物起效的时间、疼痛缓解的程度、心律、心率、血压、脉象等变化。若症状未缓解，应及时通知医生，采取必要的措施。心肾阳虚者，中药汤剂宜浓煎，少量多次分服。痰浊内阻者，可予鲜竹沥水化痰。

5. 病时调护

（1）注意观察胸痛的部位、性质、程度、持续时间及血压、心率、心律、舌苔、脉象、面色等变化和伴随症状。及时评估疼痛是否缓解，每隔3～5分神询问患者1次，以区别心痛或心肌梗死引起的疼痛。

（2）注意汗出情况，如出汗时间、部位、性质等。

（3）加强夜间观察，及时发现并发症。

（4）严密观察病情变化，并做好记录。

（5）观察疼痛程度、次数、持续时间及诱发因素，了解用药后疼痛缓解情况，并做好记录。

（6）胸闷心痛发作时应绝对卧床休息，取半卧位，给予高流量氧气吸入，一般为 3 ～ 5L/ 分钟。

（7）如心前区疼痛剧烈，常呈难以忍受的压榨、窒息、濒死感，持续时间长达 30 分钟以上，可含服硝酸甘油片。如服硝酸甘油片难以缓解，伴面色苍白、出冷汗、指甲青紫，多为真心痛的证候特征，相当于急性心肌梗死，应立即送诊，并采取以下护理措施。

①安置单间，绝对卧床休息 2 周左右，2 周后可在床上活动，逐渐增加活动量，至 4 周时可在室内行走。有并发症或年老体弱者可酌情延长卧床时间。

②环境要安静，限制探视。保证患者充足的睡眠。失眠者，可给予耳穴埋子，取心、交感、皮质下等穴，睡前按压 3 ～ 5 分钟，必要时给服适量安眠药。

③密切观察心率、心律的变化，有异常及时报告医生。做好各种抢救设备及药物准备。

④及时准确地遵医嘱给予镇静剂，如吗啡 5 ～ 10mg 或哌替啶 50 ～ 75mg 皮下或肌内注射，以预防休克、严重心律失常等并发症。必要时或遵医嘱给予镇静剂，以解除患者的焦虑、紧张心理，降低心肌耗氧量。如发生频发性期前收缩或室性心动过速，宜用利多卡因 50 ～ 100mg 静脉注射（如无效，5 ～ 10 分钟可重复），然后以每分钟 1 ～ 4mg 静脉滴注维持。发生心室颤动时应立即进行直流电除颤。如发生心脏骤停，应立即进行心脏复苏抢救。

⑤及时给予高流量氧气吸入，使用双鼻道吸氧管，以改善心肌缺血缺氧，减轻疼痛。

⑥长期卧床者，应指导患者养成定时排便的习惯。每日行腹部顺时针方向按摩，早晚服一匙蜂蜜，每日食香蕉 2 根（有糖尿病者除外），或服用缓泻剂，以防大便干结难解，用力时加重心脏负担。

心绞痛发作时应立即停止活动，绝对卧床休息。

密切观察胸闷、胸痛的部位、性质、程度、持续时间、诱发因素及伴随症状，及时辨明证候的标本虚实及病势顺逆发展。详细记录心率、心律、血压、面色、神志、舌苔、脉象的变化，必要时进行心电监护。若患者出现胸中剧痛，有窒息及濒死感，含服硝酸甘油等药物不得缓解，伴精神萎靡、四肢厥冷、大汗淋漓、面色苍白、脉微欲绝等表现时，应考虑为真心痛，及时救治。心肾阳虚者注意观察水肿的情况，并记录24小时的出入量。

（8）积极治疗高血压、糖尿病、高脂血症等疾患。指导患者按医嘱服药，自我监测药物副作用，定期进行心电图、血糖、血脂检查。

6. 中医护理适宜技术

心胸疼痛者可取心、交感、皮质下等穴，用王不留行子行耳穴贴压。便秘者，可按摩腹部、足三里，或艾灸足三里、大肠俞和脾俞、胃俞。胸背闷痛者可用川芎、乌头、细辛等研末制成药熨袋，热熨背部。夜寐不安者，睡前用热水洗脚，嘱患者双手交替按摩涌泉穴，以助患者入睡，缓解紧张情绪。

7. 预防调护

（1）平时注意劳逸结合，避免过劳或过逸。形体肥胖者，要注意加强体育锻炼，如散步、打太极等，控制体重。脑力劳动者，要适当进行体力劳动，避免伏案工作时间过长。

（2）患者平时应随身携带速效救心丸、麝香保心丸等以备急用。

（3）起居有常，寒暖适宜。气候的寒暑晴雨变化可诱发胸痹心痛，因此，平时应防寒防暑，调整生活环境。

（4）积极治疗有关疾病，如高血压、糖尿病等。

（5）常备芳香温通药物，若猝发胸中大痛应及时服药，保持镇静，平卧休息。如服用药物不得缓解，应及时到医院诊治。

不寐是以经常不能获得正常睡眠为特征的一类病证，主要表现为睡眠时间、深度的不足，轻者入睡困难，或寐而不酣，时寐时醒，或醒后不能再寐，重则彻夜不寐，常影响人们的正常工作、生活、学习和健康。

西医学的神经官能症、更年期综合征、慢性消化不良、贫血、动脉粥样硬化症等以不寐为主要临床表现时，可参考本章内容辨证论治。

一、中医辨证论治

1. 肝火扰心证

不寐多梦，甚则彻夜不眠，急躁易怒，伴头晕头胀，目赤耳鸣，口干而苦，不思饮食，便秘溲赤，舌红苔黄，脉弦而数。

证机概要：肝郁化火，上扰心神。

治法：疏肝泻火，镇心安神。

代表方：龙胆泻肝汤加减。本方泻肝胆实火、清下焦湿热，适用于肝郁化火上炎所致的不寐多梦、头晕头胀、目赤耳鸣、口干便秘之症。

2. 痰热扰心证

心烦不寐，胸闷脘痞，泛恶嗳气，伴口苦、头重、目眩，舌偏红，苔黄腻，脉滑数。

证机概要：湿食生痰，郁痰生热，扰动心神。

治法：清化痰热，和中安神。

代表方：黄连温胆汤加减。本方清心降火、化痰安中，适用于痰热扰心，见虚烦不宁、不寐多梦等症状者。

3. 心脾两虚证

不易入睡，多梦易醒，心悸健忘，神疲食少，伴头晕目眩、四肢倦怠、腹胀便溏、面色少华，舌淡苔薄，脉细无力。

证机概要：脾虚血亏，心神失养，神不安舍。

治法：补益心脾，养血安神。

代表方：归脾汤加减。本方益气补血、健脾养心，适用于不寐健忘、心悸怔忡、面黄食少等心脾两虚证。

4. 心肾不交证

心烦不寐，入睡困难，心悸多梦，伴头晕耳鸣，腰膝酸软，潮热盗汗，五心烦热，咽干少津，男子遗精，女子月经不调，舌红少苔，脉细数。

证机概要：肾水亏虚，不能上济于心；心火炽盛，不能下交于肾。

治法：滋阴降火，交通心肾。

代表方：六味地黄丸合交泰丸加减。前方以滋补肾阴为主，用于头晕耳鸣、腰膝酸软、潮热盗汗等肾阴不足证；后方清心降火、引火归原，用于心烦不寐、梦遗失精等心火偏亢证。

5. 心胆气虚证

虚烦不寐，触事易惊，终日惕惕，胆怯心悸，伴气短自汗，倦怠乏力，舌淡，脉弦细。

证机概要：心胆虚怯，心神失养，神魂不安。

治法：益气镇惊，安神定志。

代表方：安神定志丸合酸枣仁汤加减。前方重于镇惊安神，用于心烦不寐、气短自汗、倦怠乏力之症；后方偏于养血清热除烦，用于虚烦不寐、终日惕惕、触事易惊之症。

二、中医护理

1. 起居调护

（1）及时清理患者的排泄物、呕吐物。

（2）经常开窗通风，室内空气新鲜流通，温湿度良好。

（3）保持居室整洁，及时清除呕吐物，更换污染被单衣物。保持床单干燥、平整，以免秽浊之气刺激。

（4）保持室内每日进行空气紫外线消毒1～2次，或点燃苍术艾叶香。

（5）养成良好的生活习惯，不妄作劳，调整作息规律，避免白天睡眠时间过长。临睡前不要看刺激性书刊、电视，不要高谈阔论，避免兴奋后入睡困难。烦热汗出者，衣被不宜盖得太多，及时更换湿衣。

（6）床铺软硬适度、平整、清洁。枕头高度适宜，置于枕部与颈部，避免颈部悬空而感不适。

（7）居室安静舒适，光线柔和，温湿度适宜，远离强光、噪声、异味刺激，为患者创造良好的睡眠环境。床单应舒适、平整、清洁，枕头高度适宜。督促患者按时就寝，养成规律的作息时间。指导患者睡前排除杂念，或聆听轻音乐、催眠曲等诱导入睡。心肾不交、痰热扰心、肝火扰心者，衣被不宜过厚，汗出后及时更换，保证干爽舒适。心脾两虚者，注意劳逸结合，鼓励患者多锻炼，如练太极拳、八段锦、五禽戏等，避免思虑过度。

（8）家居环境应保持静谧、舒适。养成合理作息、规律睡眠的习惯，睡前尽量放松，避免从事紧张、兴奋的活动，睡前可用温水或中药煎汤足浴。

（9）饮食有节，晚餐不宜过饱，忌浓茶、咖啡、醇酒。指导患者辨证选食，如山药莲子粥、红枣莲子粥、银耳羹等。

（10）病后要注意调养，劳逸结合，适当从事体力劳动和体育运动，增强体质。病情许可时，可睡前适当散步。脑力劳动者，应坚持每日适当进行体育锻炼。

2. 饮食调护

饮食宜选清淡、富营养、易消化的血肉有情之品，以益气养血为佳，如蛋类、奶类、鱼类、瘦肉、猪血、红枣、桂圆、黑芝麻等。也可配用食疗粥，如黄芪粥、党参粥、薏苡仁粥、莲子红枣粥等，忌食生冷。晚餐不宜过饱，以防胃不和则寐不安，睡前不饮浓茶、咖啡等兴奋性饮料。根据不同证型给予饮食指导。

（1）虚证：要加强营养，如常食桂圆红枣汤、莲子赤豆汤、山药粥等。血虚者，宜选用大枣、葡萄、花生、龙眼肉、猪肝、荔枝、何首乌等，食疗用龙眼大枣粥；阳虚者，食品可选用何首乌、墨鱼、阿胶、荔枝、黄芪、大枣等，食疗用龙眼大枣粥（龙眼肉、大枣、粳米）。

（2）心气虚弱：饮食可选用胡萝卜、花生、大枣、龙眼肉、鸡肉、猪肝、黄芪、当归等，或归参鳝鱼羹、济生当归羊肉汤等。不宜过食活血类食物，不宜食用油炸香燥类食物。适当进补，可每日食红枣莲子粥1碗，或山药莲子粥、黄芪粥等。

（3）心脾两虚：饮食宜选易消化、补血健脾之品，如桂圆红枣汤、莲子汤、茯苓饼、药粥等，以补脾养心。

（4）阴虚火旺：多吃新鲜蔬菜水果，如胡萝卜、海带汤、绿豆汁。宜食梨、百合、鸡蛋、牛乳、银耳、猪肉、鸭肉、乌鸡肉、山松子、莲子、酸枣仁、海参、燕窝等。食疗可选冰糖炖梨、清炖龟肉、百合莲子粥、银耳羹、酸枣仁膏等。平时可用西洋参、杭甘菊代茶，以核桃仁粥、莲子粥、百合汤补肾滋阴，或以牛脑髓、红糖适量蒸熟食用，有益髓安神作用。

（5）痰热内扰：多吃萝卜、海蜇等，少吃葱、蒜、韭、辣椒等物，严格控制油腻、生食、甜黏食品。

3. 情志调护

（1）保持情绪稳定，劝慰患者正确对待生活，注意自我调节，化解生活和工作的压力，避免精神过度紧张。

（2）性格孤僻、内向者，应积极参加有益的社会活动，家属要与之多交流，想方设法去除致病因素，克服本人性格弱点。

（3）耐心疏导、安慰，稳定患者情绪，让其正确对待自身疾病，积极配合治疗。

（4）向患者讲解疾病知识，讲明引起失眠的原因，使其对自己的疾病有正确的认识，减轻焦虑和恐惧引起的心理压力，消除紧张情绪。

（5）对心烦者，宜加强心理疏导工作，或转移注意力，或听轻音乐等促进睡眠。

（6）忧思、郁怒等不良情绪可造成脏腑功能失调，加重失眠。指导患者放松情绪，避免思虑过度。睡前避免情绪过度激动、兴奋，情绪不宁者，做好情志疏导及心理安慰，解除其烦恼，使患者心绪平静后安然入寐。鼓励患者平时进行自我情志调节，做到喜怒有节，控制情绪，顺应事物自身发展的规律，做到"每临大事，必有静气"，即以豁达乐观平和的态度为人处世，正确对待失眠，树立信心。

（7）注重精神调摄，克服焦虑、紧张、抑郁、恐惧、愤怒、兴奋等不良情绪，适当参加社会活动，保持愉快舒畅的心情，恬淡虚无，精神内守。

4. 用药调护

（1）严格遵照医嘱服药，不宜长期依赖安眠药。

（2）服用安眠类药物应防止产生依赖性和成瘾性。肝肾功能不全者，禁用巴比妥类安眠药。

（3）慢性病患者要按医嘱坚持服药治疗，不可自行中断。

（4）中药汤剂宜温服，安神药应在睡前30～60分钟服用，药中有酸枣仁、五味子等酸味药时，要避免同时服用碱性药。严格按照医嘱服药，避免长期依赖安眠药物。痰热内扰者，汤剂宜少量多次分服，以防呕吐，或服药时口嚼生姜少许。心脾两虚者，汤药宜空腹温服。因食滞胃脘而不得安卧者，遵医嘱可给予消食导滞药，或以探吐法，使其吐出胃中积滞食物；咳嗽者可酌情给予镇咳治疗。

5. 病时调护

（1）观察患者睡眠总时数、睡眠形态及睡眠习惯等情况。

（2）观察患者是否饮用刺激性饮料，如咖啡、茶或可乐等。

（3）注意观察患者的睡眠时间和睡眠质量，以及患者面色、精神状态及伴随症状。

（4）每晚睡前温水泡脚 15～30 分钟，同时用双手按摩足心（涌泉穴）。耳穴埋子取神门、交感、心等穴，睡前按摩 3 分钟以宁心安神。

（5）心脾两虚证者，可用王不留行子埋耳神门、心俞穴以镇静安神，或睡前按摩背部夹脊穴。痰热内扰证者，临睡前 2 小时可遵医嘱针刺风池、神门穴。

（6）指导或给予患者头部按摩或穴位按摩，选穴有太阳、头维、印堂、风池、百会等。

（7）每日睡前做放松气功或做头部按摩，如开天门手法等。可采用诱导法诱导入眠，如静听单调的声响、默念数字、聆听轻音乐催眠曲等。或对劳宫、涌泉穴揉搓各 100 次，适合于肾虚肝旺者。

6. 中医护理适宜技术

夜寐不安者可取心俞、交感、神门、皮质下等耳穴，肝火扰心者加肝，痰热扰心者加胃，心肾不交者加肾，心脾两虚者加脾，心胆气虚者加胆，用王不留行子于耳穴贴压；也可用梅花针叩刺督脉经线和足太阳膀胱经第一侧线，适用于各种证型之不寐；或按揉头面部及背部经络穴位，如印堂、神庭、风池、肩井、背俞、心俞、肾俞、关元等穴，以补益气血，滋养肝肾，疏肝解郁。身有痛处造成不寐，应根据不同情况采取措施，如按摩、针刺、拔罐、冷敷、热敷等方法，缓解疼痛，使患者舒适入睡。心脾两虚者，睡前可按摩背部夹脊穴，或以中药煎汤泡足，以促进睡眠。根据患者喜好及证型选择，转移患者的注意力，放松心情，促进睡眠。

7. 预防调护

（1）改变生活习惯，调整作息规律，临睡前不要看书和多讲话、思考问题。

（2）睡前不用烟酒、浓茶、咖啡等兴奋刺激品。

（3）注意劳逸结合，脑力劳动者每日坚持参加适当的体力劳动或体育锻炼。

（4）注意精神调摄，喜怒有节，心情愉快。

（5）几种常用助眠方法

①温水浴：每日于睡前行温水浴，每次 30 ～ 60 分钟。对于长期劳心过度者尤宜。

②穴位按摩：于睡前用一拇指按压对侧手腕的神门穴、内关穴，按压穴位周围有明显酸胀感时，再继续按压半分钟，而后更换对侧穴位。

③散步法：于睡前有节律地散步，可安定神经系统、促进血液循环。运动量以身体稍感劳累为佳。运动可促进睡眠。

④以沐浴水柱冲击百会穴，全身放松入静，每日 5 ～ 10 分钟。

/第十一章/ 胃 痛

胃痛，又称胃脘痛，是以上腹胃脘部近心窝处疼痛为主症的病证。

现代西医学中急性胃炎、慢性胃炎、胃溃疡、十二指肠溃疡、功能性消化不良、胃黏膜脱垂等病以上腹部疼痛为主要症状者，属于中医学"胃痛"范畴，均可参考本章进行辨证论治，必要时结合辨病处理。

一、中医辨证论治

1. 寒邪客胃证

胃痛暴作，恶寒喜暖，得温痛减，遇寒加重，口淡不渴，或喜热饮，舌淡、苔薄白，脉弦紧。

证机概要：寒凝胃脘，阳气被遏，气机阻滞。

治法：温胃散寒，行气止痛。

代表方：香苏散合良附丸加减。香苏散理气散寒，适用于外感风寒，胃有气滞；良附丸温胃散寒，理气止痛，适用于喜热恶寒的胃痛之证。

2. 饮食伤胃证

胃脘疼痛，胀满拒按，嗳腐吞酸，或呕吐不消化食物，其味腐臭，吐后痛减，不思饮食，大便不爽，得矢气及便后稍舒，舌苔厚腻，脉滑。

证机概要：饮食积滞，阻塞胃气。

治法：消食导滞，和胃止痛。

代表方：保和丸加减。本方消食导滞，适用于脘满不食、嗳腐吐食的胃痛证。

3. 肝气犯胃证

胃脘胀痛，痛连两胁，遇烦恼则痛作或痛甚，嗳气、矢气则痛舒，胸闷嗳气，喜长叹息，大便不畅，舌苔多薄白，脉弦。

证机概要：肝气郁结，横逆犯胃，胃气阻滞。

治法：疏肝解郁，理气止痛。

代表方：柴胡疏肝散加减。本方具有疏肝理气的作用，用于治疗胃痛胀闷、攻撑连胁之证。

4. 湿热中阻证

胃脘疼痛，痛势急迫，脘闷灼热，口干口苦，口渴而不欲饮，纳呆恶心，小便色黄，大便不畅，舌红，苔黄腻，脉滑数。

证机概要：湿热蕴结，胃气痞阻。

治法：清化湿热，理气和胃。

代表方：清中汤加减。本方具有清化中焦湿热的作用，适用于痛势急迫、胃脘灼热、口干口苦的胃痛。

5. 瘀血停胃证

胃脘疼痛，如针刺，似刀割，痛有定处，按之痛甚，痛时持久，食后加剧，入夜尤甚，或见吐血黑便，舌质紫黯或有瘀斑，脉涩。

证机概要：瘀停胃络，脉络壅滞。

治法：化瘀通络，理气和胃。

代表方：失笑散合丹参饮加减。前方活血化瘀，后方化瘀止痛，两方合用，加强活血化瘀作用，适宜治疗胃痛如针刺或痛有定处之证。

6. 胃阴亏耗证

胃脘隐隐灼痛，似饥而不欲食，口燥咽干，五心烦热，消瘦乏力，口渴思饮，大便干结，舌红少津，脉细数。

证机概要：胃阴亏耗，胃失濡养。

治法：养阴益胃，和中止痛。

代表方：一贯煎合芍药甘草汤加减。前方养阴益胃，后方缓急止痛，两方合用，滋阴而不腻，止痛又不伤阴，适用于隐隐作痛、咽干口燥、舌红少津的胃痛。

7. 脾胃虚寒证

胃痛隐隐，绵绵不休，喜温喜按，空腹痛甚，得食则缓，劳累或受凉后发作或加重，泛吐清水，神疲纳呆，四肢倦怠，手足不温，大便溏薄，舌淡苔白，脉虚弱或迟缓。

证机概要：脾虚胃寒，失于温养。

治法：温中健脾，和胃止痛。

代表方：黄芪建中汤加减。本方温中散寒、和胃止痛，适用于喜温喜按之胃脘隐痛。

二、中医护理

1. 起居调护

（1）经常开窗通风，室内空气新鲜流通，温湿度良好。

（2）居室整洁，及时清除呕吐物，更换污染被单衣物。保持床单干燥、平整，以免秽浊之气刺激。

（3）室内每日进行空气紫外线消毒 1～2 次，或点燃苍术艾叶香。

（4）做好口腔护理，动作宜轻，避免刺激咽喉部而加重症状。注意口腔卫生，饭后漱口，有嗳腐吞酸时随时漱口，胃酸过多者，用淡盐水漱口。

（5）久病体弱卧床者，做好个人生活护理和预防压疮护理。

（6）居室环境整洁、安静、温湿度适宜。虚证患者宜多休息以培育正气，避免过度劳累而耗伤正气。脾胃虚寒者居室宜温暖，注意胃脘部保暖，避免风寒侵袭；胃阴亏虚者居室宜湿润凉爽，适当休息，劳逸结合；胃热炽盛者居室宜凉爽，光线柔和。

2. 饮食调护

（1）予以质软、少渣、温热、易消化食物，以少食多餐为原则，做到定时定量进食，有节制，细嚼慢咽，不可暴饮暴食。

（2）戒酒、浓茶、咖啡等刺激性，以及坚硬、不易消化的食物，戒烟，忌辛辣、肥腻、甜黏、过咸、过酸、生冷、煎炸炙煿等食物。

（3）注意饮食卫生，清除令人不悦目的东西和令人不愉快的气味，食物品种要多样化，不能偏嗜。

（4）在烹调方法上应以蒸、煮、炒、煲为主，不宜煎炸、烟熏、腊腌、生拌。

（5）强调胃脘痛和饮食的关系，帮助患者认识掌握饮食规律、饮食宜忌，以防再次复发。呕吐剧烈时暂禁食。

（6）根据不同的证型，给予饮食指导。

①饮食停滞：控制饮食，痛剧时暂予禁食，待病情缓解后，再进流食或半流质素食。多食宽中理气、和胃消食之品，如萝卜、金橘、山楂等；少食糯米及甜点心，忌酒，忌肥甘厚味及辛辣食物。并可用食疗方，如曲米粥（神曲 15g，粳米 100g）、陈茗米粥（陈茶叶 5～10g，粳米 100g）。煮粥食用，每日 2 次。病愈后要做到饮食节制，不暴饮暴食。

②肝气犯胃：饮食宜清淡、易消化，悲伤郁怒时暂时不进食。多食行气开胃解郁之品，如萝卜、陈皮、香菇、柑橘等，忌食壅阻气机的食物，如红薯、南瓜、山芋、土豆等。食疗方可用佛手柑粥（佛手柑 15g，粳米 100g）煮粥食用，每日 2 次。

③瘀血停滞：多食行气活血之品，如果茶、山药、核桃等。忌食煎炸、粗糙、硬固之品，戒烟酒。

④脾胃虚寒：饮食宜温热，营养丰富，易消化，少量多餐。多食和中温胃健脾之品，如牛奶、鸡蛋、黄鱼、鳗鱼、大枣、桂圆等，可适当用葱、姜、胡椒等作调料，常饮生姜红糖茶以温胃，忌生冷、寒凉及肥腻、

甜黏、炙煿之品。食疗方：姜橘椒鱼羹（鱼、生姜、橘皮、胡椒）。饭前胃痛，可在饥饿时稍进糕点、饼干，以缓中止痛。

⑤肝胃郁热：每日晨起饮温盐水 1 杯以清胃泄热，饮食多予疏肝泄热之品，如菊花晶、绿豆汤、荷叶粥。疼痛发作时，宜少食多餐。注意食后不可发怒，怒后不可即食，进餐前后保持平静愉快的情绪，忌辛辣烟酒、烤熏甜腻之品。食疗方：石膏粥（生石膏 30 ～ 60g，陈皮 5g，粳米 100g，白糖适量），煮粥食用，每日 2 次。

⑥胃阴亏虚：饮食清淡，宜多食益胃生津之品，如西瓜、梨、甘蔗、百合、番茄、银耳、甲鱼、荸荠、莲子等。应避免过饱和进食粗糙食物，忌辛香温燥及浓茶、咖啡、辛辣煎炸等刺激品。食疗方：八宝粥（芡实、山药、茯苓、莲肉、薏苡仁、白扁豆、党参、白术、大米，煮粥食用），每日 2 次。补充津液，多饮水或果汁，或以石斛、麦冬煎汤代茶饮。胃酸缺乏，可饭后吃山楂、话梅、乌梅汤等酸甘助阴之品。

⑦发作期，宜食清淡而富有营养的流质和半流质饮食，如牛奶、藕粉、米汤、菜汤、面条、稀饭、蒸鸡蛋、肉末、菜泥等。疼痛、呕吐剧烈或呕血、便血量多时应禁食。恢复期可逐渐改为软饭或面食，少食多餐，清淡素菜为宜。

（7）饮食以易消化、富有营养、少量多餐为原则，忌食粗糙、辛辣、肥腻、过冷过热的食物；禁食不鲜、不洁食物；胃酸过多者，不宜食用醋、柠檬、山楂等过酸食物；疼痛剧烈、有呕血或便血量多时应暂禁食。

3. 情志调护

（1）嘱患者保持心情舒畅、情绪稳定，勿忧思、恼怒、悲伤，平时指导患者积极克服不良情绪。

（2）了解患者的心理状态，进行心理疏导，取得患者的信任和合作，树立战胜疾病的信心。

（3）指导患者采用放松技巧，如缓慢地深呼吸，全身肌肉放松，阅读娱乐性读物，打太极拳等，陶冶情志，以减轻精神负担和心理压力。

（4）当患者表现忧思情绪时，允许患者表达，除过激行为以外，不应加以限制。与患者共同探讨忧思的原因，必要时给予有效帮助。关心体贴患者，查明引起胃痛的原因，积极治疗原发病，消除患者忧思，积极配合治疗。

（5）宣传本病有关知识，让患者对疾病转归、预后有正确的认识。对反复发作、迁延不愈的胃痛，告知患者应定期做有关检查，防止恶变。及时向患者解释各种检查结果，以消除患者恐惧心理，更好配合治疗。如因精神因素而引起的胃痛，各项检查无阳性体征者，可给予暗示疗法。如有吐血或便血者，应安慰患者，消除紧张恐惧心理。

（6）帮助患者认识压力和疼痛的关系，鼓励患者改变生活方式，减轻身体或精神压力，教会患者使用锻炼身体及娱乐的方式，如何建立良好的人际关系等，以缓解疼痛。

（7）虚实夹杂或正虚邪实者，治疗难度较大，常反复发作，患者易出现紧张、忧虑、抑郁等不良情绪，引起肝气郁滞，致胃痛发作或加重。应积极疏导患者，正确认识疾病，消除情志刺激，保持心情舒畅，以利疾病康复。

4. 用药调护

（1）中药汤剂应少量多次频服。中西药联合应用时要注意配伍禁忌。

（2）呕吐剧烈者，服药前口含姜片或山楂片。若丸药质地较硬，可用温开水化服，以缓解呕吐。若胃痛持续不解，可服沉香粉、延胡索粉各1g，以理气止痛。

（3）患者应遵医嘱正确服药。对胃有刺激性的药物、理气和胃口服液及多潘立酮（吗丁啉）、西沙比利等胃动力药宜在饭后服用，以减少对胃黏膜的刺激。

（4）脘腹胀满实证宜行气消胀，可予佛手5g或陈皮6g，加水煎服。虚证宜益气健脾，可遵医嘱予白术、党参、黄芪、茯苓适量，加水煎服。脾胃虚寒者，汤药应热服，服药后宜进热饮、热粥，以助药力。

（5）在未明确病因的情况下，切勿随便使用镇静剂，遵医嘱辨证给药，观察并记录用药后效果。

（6）指导患者选择治疗闷满痞胀的药膳，如鲫鱼黄芪汤、参芪炖牛肉、杞精炖鹌鹑。

（7）中药汤剂一般温服，寒邪犯胃者宜热服，以驱寒止痛，服药后可添加衣被，或用热水袋温熨胃脘部，助药力以驱散寒邪；肝胃郁热、胃热炽盛者宜稍温凉服；胃阴亏虚、脾胃虚寒者，中药宜久煎，热服或温服，服药后观察效果。胃痛发作时遵医嘱予解痉止痛剂，片剂、丸剂应温开水送服。

5.病时调护

（1）注意观察并评估记录疼痛的部位、性质、程度、时间、诱发因素、发作规律，与饮食的关系及伴有症状，做到辨证与辨病相结合。

（2）注意观察呕吐物和大便的颜色、性质、气味和伴随症状。

（3）严密观察有无出血现象及出血征兆。出血时注意观察出血的色、质、量、次数。

（4）如出现胃痛突然加重，或伴有呕吐、寒热或全腹硬满而痛、拒按；或出现呕血、黑便，兼面色苍白、冷汗时出、四肢厥冷、烦躁不安、血压下降、脉微细等情况，应立即去医院急诊。

（5）注意鉴别以下疾病

①胃溃疡病：胃痛病程较长，反复发作，疼痛时间有规律，常在食后半小时到1小时，压痛在正中线偏左，常伴有嗳气、嘈杂、吞酸，以秋冬季节发作为多见。上消化道钡透或纤维胃镜检查可发现溃疡病灶。

②十二指肠壶腹部溃疡病：胃痛病程较长，为反复发作的慢性上腹部疼痛，疼痛的时间有规律，常在饭后2～4小时发生，食后痛减，痛位偏于右侧，有时在半夜发生疼痛，又称"夜间痛"。

③慢性胃炎：病程迁延，可反复发作，上腹疼痛胀闷，无明显规律性，食后加重，胃纳差，常有嗳气、呕吐，局部压痛较广泛而不固定。纤维胃镜检查或上消化道钡透有助于诊断。

④胃穿孔：胃痛突然加剧，呕恶、烦躁，或出现上腹硬满，疼痛拒按，并见面色苍白、出冷汗、血压下降、脉细弱。

（6）急性期绝对卧床休息，减少活动，症状缓解后可下床轻微活动。恢复期适当进行体育锻炼，如打太极拳、做广播操、练气功等，注意劳逸结合，生活有规律。

（7）向患者讲解发生疼痛的原因和诱发因素，如受凉、生气、饮食不节等。指导患者描述疼痛的部位、时间、性质、程度的方法。

（8）胃脘胀满疼痛欲呕者，可服用盐汤催吐，以涌吐宿食、缓解疼痛。必要时遵医嘱针刺内关、中脘、足三里、神阙等穴，以温中散寒止痛。

（9）胃脘疼痛伴有呕血者，应立即采取急救措施：患者去枕平卧，头偏向一侧，及时清除口腔内的呕吐物，保持气道通畅，防止血块阻塞气道引起窒息；吐后予淡盐水漱口，保持口腔清洁。立即去医院急诊。

（10）教导患者在恶心呕吐时可按摩内关、中脘等穴位，以缓解症状。患者呕吐时协助其取半坐位，轻拍背部。吐后用温水漱口，及时更换衣被。鼓励患者进食后采取半斜仰卧位，改变姿势时动作要慢。

（11）脾胃虚寒者，注意腹部保暖，可外用狗皮肚兜护胃或神功元气袋保护胃脘部，切勿受凉。痛时可于胃脘部热敷；或艾灸中脘、足三里、神阙等穴；或遵医嘱口服肉桂粉 1g，玄明粉 2g，以温中散寒止痛。

6. 中医护理适宜技术

脾胃虚寒患者发作时可在胃脘部热敷、药熨，或艾灸中脘、足三里、神阙等穴，以温中健脾、和胃止痛。胃痛实证者可行穴位按摩，取中脘、内关、足三里等穴；肝胃气滞者可加用肝俞、期门、太冲等穴。虚证者可针刺中脘、脾俞、胃俞、足三里等穴，用补法；或用王不留行子行耳穴贴压，选胃、肝、脾、神门、交感、十二指肠等穴；也可取足三里穴，用丹参注射液或复方当归注射液行穴位注射。

7. 预防调护

（1）慎起居，适寒温，畅情志，防劳倦。

（2）注意饮食调摄，按时进餐，勿过饥过饱，勿过冷过热，少食油腻生冷之物，戒烟酒，注意饮食卫生。

（3）加强锻炼，适当参加体育活动，以增强体质。

（4）查明引起胃痛的原因，密切配合，积极治疗原发病，不但有助于提高疗效，更有利于患者的尽快康复和根治。若反复发作、迁延不愈，应定期作有关检查，防止恶变。

呕吐是指胃失和降，气逆于上，迫使胃中之物从口中吐出的一种病证。一般以有物有声谓之呕，有物无声谓之吐，无物有声谓之干呕，临床呕与吐常同时发生，故合称为呕吐。

根据本病的临床表现，呕吐可以出现于西医学的多种疾病之中，如神经性呕吐、急性胃炎、胃黏膜脱垂症、幽门痉挛、幽门梗阻、贲门痉挛、十二指肠壅积症等。其他如肠梗阻、急性胰腺炎、急性胆囊炎、尿毒症、心源性呕吐、颅脑疾病，表现以呕吐为主症时，亦可参考本章辨证论治，同时结合辨病处理。

一、中医辨证论治

（一）实证

1. 外邪犯胃证

突然呕吐，胸脘满闷，发热恶寒，头身疼痛，舌苔白腻，脉濡缓。

证机概要：外邪犯胃，中焦气滞，浊气上逆。

治法：疏邪解表，化浊和中。

代表方：藿香正气散加减。该方以芳香化浊、散寒解表为主，并具理气和胃降逆之功，适用于寒湿之邪犯胃，中焦气机不利，浊邪上逆之呕吐。

2. 食滞内停证

呕吐酸腐，脘腹胀满，嗳气厌食，大便或溏或结，舌苔厚腻，脉滑实。

证机概要：食积内停，气机受阻，浊气上逆。

治法：消食化滞，和胃降逆。

代表方：保和丸加减。该方以消食和胃为主，兼有理气降逆之功效，适用于饮食停滞，浊气上逆的呕吐。

3. 痰饮内阻证

呕吐清水痰涎，脘闷不食，头眩心悸，舌苔白腻，脉滑。

证机概要：痰饮内停，中阳不振，胃气上逆。

治法：温中化饮，和胃降逆。

代表方：小半夏汤合苓桂术甘汤加减。前方以祛痰化痰为主，适用于呕吐严重者；后方则可健脾化湿、温化痰饮，适用于呕吐清水、舌苔白腻、脘闷不食者。

4. 肝气犯胃证

呕吐吞酸，嗳气频繁，胸胁胀痛，舌质红，苔薄腻，脉弦。

证机概要：肝气不疏，横逆犯胃，胃失和降。

治法：疏肝理气，和胃降逆。

代表方：四七汤加减。该方理气宽中、和胃、降逆止呕，适用于因肝气郁结，气逆犯胃的呕吐。

（二）虚证

1. 脾胃气虚证

食欲不振，食入难化，恶心呕吐，脘部痞闷，大便不畅，舌苔白滑，脉象虚弦。

证机概要：脾胃气虚，纳运无力，胃虚气逆。

治法：健脾益气，和胃降逆。

代表方：香砂六君子汤加减。该方健脾益气、祛痰和胃止呕，适用于食欲不振、面色萎黄、恶心呕吐、舌苔薄白腻者。

2. 脾胃阳虚证

饮食稍多即吐，时作时止，面色㿠白，倦怠乏力，喜暖恶寒，四肢不温，口干而不欲饮，大便溏薄，舌质淡，脉濡弱。

证机概要：脾胃虚寒，失于温煦，运化失职。

治法：温中健脾，和胃降逆。

代表方：理中汤加减。该方健脾和胃、甘温降逆，适用于脾胃虚寒而呕吐，症见面色㿠白、倦怠乏力、四肢不温等。

3. 胃阴不足证

呕吐反复发作，或时作干呕，似饥而不欲食，口燥咽干，舌红少津，脉象细数。

证机概要：胃阴不足，胃失濡润，和降失司。

治法：滋养胃阴，降逆止呕。

代表方：麦门冬汤加减。该方滋阴养胃、降逆止呕，适用于呕吐反复，或时作干呕的阴虚证。

二、中医护理

1. 起居调护

（1）保持室内空气新鲜流通，经常开窗通风，温湿度良好。

（2）居室整洁，及时清除呕吐物，更换污染被单衣物。保持床单干燥、平整，以免秽浊之气刺激。

（3）室内每日进行空气紫外线消毒 1～2 次，或点燃苍术艾叶香。

（4）保持大便通畅。便秘时，可用缓泻剂或番泻叶 5～9g 沸水泡饮。宜多食含纤维的新鲜蔬菜。

（5）正确记录 24 小时出入量，若有皮肤干燥及弹性差、眼窝下陷等津液缺乏现象，或呕吐日久或量多引起脱水时，表现为口干舌燥、皮肤干燥及弹性差、眼窝下陷等津液缺乏现象，应及时补充水和电解质。

（6）保持口腔清洁舒适，晨起、睡前、进食前后刷牙，并用淡盐水或银龙甘草液漱口，以防感染，呕吐后用温开水漱口，或行口腔护理，以消除口腔异味。

（7）居室环境整洁、安静、温湿度适宜。虚证患者宜多休息以培育正气，避免过度劳累而耗伤正气。脾胃虚寒者居室宜温暖，注意胃脘部保暖，避免风寒侵袭；胃阴亏虚者居室宜湿润凉爽，适当休息，劳逸结合；胃热炽盛者室温凉爽，光线柔和。

2.饮食调护

饮食一般宜柔软、稀烂、容易消化的食物，少食多餐，切忌饱食。呕吐势暴时暂予禁食，病情好转时进全流质或半流质饮食，逐渐恢复软食、普食。吐后不宜立即进食。呕吐频繁者，可少量进餐，饮食宜半流质素食，进食时保持心情舒畅，忌生冷不洁和肥甘厚味食物。协助患者选择多样化的饮食，并改善食物的色、香、味、形，刺激患者的食欲，以增加营养。可根据不同证型选择食疗方。

（1）外邪犯胃：饮食宜热宜软、易于消化，忌食生冷瓜果和辛辣肥甘厚腻之品。食疗方：藿香粥（藿香15g，粳米100g）、防风粥（防风10～15g，葱白2根，粳米100g）。可用鲜生姜15g，捣烂煎汤，加红糖适量热服。每日2次。

（2）食滞内伤：根据食滞轻重，控制饮食，可给山楂、米醋，并应节食。轻者给予半流质素食；重者禁食12～24小时，然后酌情给予半流质食物，由少渐增，但应避免食物过量，忌油腻辛辣之品。食疗方：三仙粥（炒麦芽10g，炒山楂片5g，神曲10g，红糖适量，粳米100g。神曲用纱布包好，与麦芽、山楂同煎取汁。粳米煮粥将熟时兑入药汁，再煮2沸，加入适量红糖即可食用）、莱菔子粥（莱菔子15g，粳米100g），每日2次。可给鸡内金粉、山楂粉各1.5g，温开水调服。或保和丸6g，以消食助运。若腹胀、大便不通者，可用枳实、生大黄粉各1.5g，温开水调服，以通腑导滞。或用粳米炒焦，煮汤服。

（3）痰饮内阻：饮食宜以细软、温热、清淡素食为主。忌生冷油腻之品，戒烟酒。呕吐频作，可予竹沥水 30mL，姜汁 3～5 滴，用温开水调和频服。呕吐痰涎较多时，可用陈皮 10g，生姜 5 片，煎汤饮，有化痰止呕的作用。必要时可服作用平稳的止呕镇静剂。食疗方：橘皮粥（橘皮 15～20g，粳米 100g）。煮粥食用，每日 2 次。

（4）肝气犯胃：饮食宜清淡，可给理气降气食品，如萝卜、生姜等，多食新鲜蔬菜、水果，如番茄、黄瓜、柑橘、梨、苹果、西瓜等，少食肥甘油腻之品，忌辛辣油腻之品，戒烟酒。食疗方：半夏粥（半夏 5g，紫茄子 5g，吴茱萸 5g，粳米 100g，红糖适量，姜汁 5mL。先将上 3 味药煎煮取汁去渣，加入粳米煮粥，粥将熟时加入红糖、姜汁，再煮片刻即成，温服）、加味梅花粥（白梅花 3～6g，生姜汁 5mL、粳米 100g）。煮粥食用，每日 2 次。可用佛手片或陈皮煎汤代茶，或用薄荷泡水饮用，以助理气解郁。

（5）脾胃虚寒：加强饮食调养，食物宜热宜软，以半流质或软食为主，定时定量，少食多餐，忌生冷瓜果，少食肥腻、不易消化及硬固食物。食疗方：椒面粥（蜀椒 3～5g，白面粉 100g，生姜 3 片）、豆蔻粥（肉豆蔻 5～10g，生姜 3 片，粳米 100g）。煮粥食用，每日 2 次。呕吐持续不缓解者，可服生姜红糖水，或生姜片泡水饮，或用灶心土煎汤代水，以温胃止呕。

（6）胃阴不足：饮食宜清淡甘凉。如绿豆汤、藕粉、梨汁、酸梅汤、荸荠汤、莲子汤。或分别用鲜芦根、麦冬、玄参煎汤代茶饮。可多食西瓜、丝瓜，禁食辛辣及烟酒等耗津之品。食疗方：麦冬粥（麦冬 10g，人参 3～5g，粳米 100g，白糖少许）、羊乳粥（新鲜羊乳 200～250mL，粳米 100g。粳米煮粥，待粥将熟时，加入羊乳，同煮至粥成）。若呕吐剧烈，食药入胃即吐出，为胃气衰败的危重征象，可用人参煮粥，拯救胃气。

3. 情志调护

（1）加强情志护理，消除患者的恐惧、紧张心理，避免不良情志刺激加重其呕吐。

（2）向患者解释病情，使患者对自己的疾病有一个正确的认识，消除其紧张和焦虑心理，坚定其治疗信心，使其更好地接受治疗。

（3）关心、理解、同情、体贴患者，耐心听取其倾诉，做好心理疏导。满足患者需求，帮助患者取得社会和家庭的支持，解除其后顾之忧，使其保持心情舒畅。

（4）对患者的合作与进步及时给予肯定和鼓励。以和蔼、热情的态度对待患者，经常与其谈心，指导他们生活起居规律，避免过度疲劳、紧张，发病时设法解除患者痛苦，减轻心理。

（5）鼓励患者静卧休息、闭目养神、听轻音乐、读书看报等，以转移注意力，得到充分休息。呕吐剧烈时，须守护在患者身旁，并给予语言性和非语言性安慰，以增加其安全感。

（6）向患者提供疾病、治疗及预后的可靠信息，强调正面效果，以增进其自我照顾的能力和信心。

（7）虚实夹杂或正虚邪实者，治疗难度较大，常反复发作，患者易出现紧张、忧虑、抑郁等不良情绪，引起肝气郁滞，致胃痛发作或加重。应积极疏导患者，正确认识疾病，消除情志刺激，保持心情舒畅，以利疾病康复。

4. 用药调护

（1）中药汤剂宜少量频进温服。服药前可在舌面上滴姜汁数滴，亦可在药中加姜汁 3～5 滴，或用生姜片擦舌面，稍待片刻后再服用，可避免呕吐。

（2）实证者，汤药可温凉服；虚证者，汤药可温热服，以提高疗效。

（3）掌握服药的有关要求。汤药少量多次分服，药后宜取半卧位。稍进汤药即吐者，可在服药前吞服玉枢丹 0.3g。脾胃虚寒证汤药宜热服，可用鲜生姜汤热服；食滞胃脘者，可用焦山楂、鸡内金粉 1.5g，开水调服，消食助运；外邪犯胃呕吐患者汤药宜热服，少量渐进，汤剂不入时可配以生姜止呕；胃阴不足者汤药宜少量缓进，若药随呕吐而出，可于药液中放入生姜少许。

（4）中药汤剂一般温服，寒邪犯胃者宜热服，以驱寒止痛，服药后可添加衣被，或用热水袋温熨胃脘部，助药力以驱散寒邪；肝胃郁热、胃内炽盛者宜稍温凉服；胃阴亏虚、脾胃虚寒者中药宜久煎，热服或温服，服药后观察效果。胃痛发作时遵医嘱予解痉止痛剂，片剂、丸剂应温开水送服。

5. 病时调护

（1）观察呕吐物的色、质、量，呕吐的次数、时间等，并做好记录。

（2）观察呕吐前症状与进食的关系及患者呕吐时的表现、伴随症状。

（3）严密观察患者的面色、神态、呛咳情况，及时发现先兆症状，随时采取应对措施。

（4）注意观察患者皮肤弹性，以及尿量、尿色的变化。若出现口干、皮肤干燥、弹性差、眼窝凹陷等现象，应立即去医院急诊。

（5）密切观察呕吐时腹痛部位、性质、程度、胃内容物的性状，注意腹部有无肠型包块、肠蠕动波，肠鸣音、排便、排气及全身情况。

（6）密切观察病情，注意伴随症状，如血压、脉象、神色、呼吸、寒热、出汗等情况，以辨别不同证型和不同疾病。

①突然呕吐伴寒热，为外邪犯胃。

②呕吐酸腐，得食更甚，为食滞胃脘。

③呕吐清水涎沫，头晕心悸，腹部辘辘有声，为痰饮内阻。

④呕吐吞酸，胸胁胀闷，为肝气犯胃。

⑤食入难化，纳多则吐，为脾胃气虚。

⑥吐势剧烈，呕吐黄绿苦水、鲜血或紫黑血块，一般为胃肠积热损伤胃络。

⑦若见粪臭呕吐物，多为肠道阻塞，腑气不通。

⑧若呕吐暴急，呈喷射状，并有剧烈头痛、烦躁不安、嗜睡、呼吸深快，提示为重症危象，应立即去医院急诊。

（7）呕吐严重者，应卧床休息，不要过多翻身，呕吐时宜半卧位，头偏向一侧，以免呕吐物呛入呼吸道引起窒息；可指压合谷、内关穴，以缓解呕吐。或给予镇静剂、止呕剂。

（8）呕吐频繁时，可协助患者轻拍背部，指压内关，必要时协助其吸出胃内容物，以防呕吐物呛入气道。吐后用温开水漱口，并及时清除呕吐物，更换污染的衣被。

（9）外邪犯胃患者呕吐频作时，可于脘腹部热敷，并用手掌自上脘向下脘按摩胃脘部；或指压合谷、内关穴，艾灸中脘；脾胃虚寒者，注意腹部保暖，可行腹部热敷、艾灸；食滞胃脘胀满，吐之不出，可先内服适量淡盐水，随后用压舌板或棉签探吐，因势利导，吐后用温开水漱口，以消除口中酸腐气味；胃阴不足者补充津液，及时输液；肝气犯胃者注意调节情绪。呕吐后行口腔护理，以消除口腔异味。

6. 中医护理适宜技术

脾胃虚寒患者发作时可在胃脘部热敷、药熨，或艾灸中脘、足三里、神阙等穴，以温中健脾、和胃止痛。胃痛实证者可行穴位按摩，取中脘、内关、足三里等穴，肝胃气滞者可加用肝俞、期门、太冲等穴。虚证者可针刺中脘、脾俞、胃俞、足三里等穴，用补法，或用王不留行子行耳穴贴压，选胃、肝、脾、神门、交感、十二指肠等穴。也可取足三里穴，用丹参注射液或复方当归注射液行穴位注射。

7. 预防调护

（1）注意饮食有节，定时定量，勿酗酒，勿暴饮暴食，勿过食生冷、油腻及辛辣伤胃之品。

（2）注意四时气候变化，预防外邪入侵，防寒保暖，顺应季节变化，尤注意胃脘部保暖。久病体虚者，充分休息，劳逸结合。

（3）保持乐观情绪，心情舒畅，避免情志刺激，诱发呕吐。

（4）生活起居有规律，锻炼身体，如散步、慢跑、打太极拳、气功等，或用手掌自上脘向下脘按摩胃脘部，反复做20次。每日数次，增强脾胃功能。

（5）明确诊断，避免致病因素再侵袭。若中年以上者反复呕吐，应进行相关检查，及时治疗。

腹痛是指胃脘以下、耻骨毛际以上部位发生疼痛为主症的病证。腹部分大腹、小腹和少腹。脐以上为大腹，属脾胃，为足太阴、足阳明经脉所主；脐以下为小腹，属肾、大小肠、膀胱、胞宫，为足少阴、手阳明、手足太阳经脉及冲、任、带脉所主；小腹两侧为少腹，属肝、胆，为足厥阴、足少阳经脉所过。

腹痛是临床上极为常见的一个症状，内科腹痛常见于西医学的肠易激综合征、消化不良、胃肠痉挛、不完全性肠梗阻、肠粘连、肠系膜和腹膜病变、腹型过敏性紫癜、泌尿系结石、急慢性胰腺炎、肠道寄生虫等，以腹痛为主要表现者，均可参照本章内容辨证施治。凡外科、妇科疾病及内科疾病中的痢疾、积聚等出现的腹痛应参考相关科目及本书有关章节。

一、中医辨证论治

1. 寒邪内阻证

腹痛拘急，遇寒痛甚，得温痛减，口淡不渴，形寒肢冷，小便清长，大便清稀或秘结，舌质淡，苔白腻，脉沉紧。

证机概要：寒邪凝滞，中阳被遏，脉络痹阻。

治法：散寒温里，理气止痛。

代表方：良附丸合正气天香散加减。良附丸温里散寒，正气天香散理气温中，两者合用，共奏散寒止痛之效，适用于治疗寒邪阻遏中阳，腹痛拘急，得热痛减的证候。

2. 湿热壅滞证

腹痛拒按，烦渴引饮，大便秘结，或溏滞不爽，潮热汗出，小便短黄，舌质红，苔黄燥或黄腻，脉滑数。

证机概要：湿热内结，气机壅滞，腑气不通。

治法：泄热通腑，行气导滞。

代表方：大承气汤加减。本方软坚润燥、破结除满、荡涤肠胃，适用于腑气不通，大便秘结，腹痛拒按，发热汗出的腹痛。

3. 饮食积滞证

脘腹胀满，疼痛拒按，嗳腐吞酸，厌食呕恶，痛而欲泻，泻后痛减，或大便秘结，舌苔厚腻，脉滑。

证机概要：食滞内停，运化失司，胃肠不和。

治法：消食导滞，理气止痛。

代表方：枳实导滞丸加减。本方消积导滞、清热祛湿，适用于嗳腐吞酸，厌食呕恶，腹痛胀满之证。

4. 肝郁气滞证

腹痛胀闷，痛无定处，痛引少腹，或兼痛窜两胁，时作时止，得嗳气或矢气则舒，遇忧思恼怒则剧，舌质红，苔薄白，脉弦。

证机概要：肝气郁结，气机不畅，疏泄失司。

治法：疏肝解郁，理气止痛。

代表方：柴胡疏肝散加减。本方疏肝行气止痛，可用于治疗因肝气郁结，腹痛走窜，牵引少腹或两胁之证。

5. 瘀血内停证

腹痛较剧，痛如针刺，痛处固定，经久不愈，舌质紫黯，脉细涩。

证机概要：瘀血内停，气机阻滞，脉络不通。

治法：活血化瘀，和络止痛。

代表方：少腹逐瘀汤加减。本方活血祛瘀、理气止痛，适宜治疗腹痛如针刺、痛有定处的血瘀证。

6. 中虚脏寒证

腹痛绵绵，时作时止，喜温喜按，形寒肢冷，神疲乏力，气短懒言，胃纳不佳，面色无华，大便溏薄，舌质淡，苔薄白，脉沉细。

证机概要：中阳不振，气血不足，失于温养。

治法：温中补虚，缓急止痛。

代表方：小建中汤加减。本方温中补虚、缓急止痛，可用于治疗形寒肢冷、喜温喜按、腹部隐痛之证。

二、中医护理

1. 起居调护

（1）保持周围环境安全，无障碍物，地面要防滑。

（2）经常开窗通风，室内空气新鲜流通，温湿度良好。

（3）居室整洁，及时清除呕吐物，更换污染的被单衣物。保持床单干燥、平整，以免秽浊之气刺激。

（4）室内每日进行空气紫外线消毒1～2次，或点燃苍术艾叶香。

（5）指导患者穿宽松的衣服，以减轻束缚感。协助患者翻身或变换体位，以避免加重疼痛感。

2. 饮食调护

饮食以清淡、易消化、富营养、细、软，少食多餐为原则。忌油煎、厚味及辛辣、生冷等刺激性食物。可根据不同证型选择不同饮食或食疗方。

（1）寒邪内阻：腹痛发作时，暂时禁食，缓解后给予流质或半流质的温热、清淡饮食，忌生冷瓜果。食疗方：良姜炖鸡块（公鸡、高良姜、草果、陈皮、胡椒、葱、酱、食盐）。

（2）湿热壅滞：腹痛重者暂禁饮食，好转后或轻症可进流质或半流质食物，饮食宜清淡，多饮清凉饮料，如各种果汁或芦根水、绿豆芽汤、荸荠汁等。多食蔬菜，忌食油腻厚味及辛辣之品，戒烟酒。

（3）中虚脏寒：饮食应注意增加营养，进食营养丰富、易于消化之品，如牛奶、蛋羹等，宜少食多餐。忌辛辣、肥甘厚味及烟酒。

（4）饮食停滞：加强饮食调护。腹痛剧烈可暂禁食，待腹痛缓解后再由稀到稠，逐渐加量，宜少食多餐，勿暴饮暴食。可用神曲、山楂泡水饮，有消食导滞作用，忌食肥甘厚味及辛辣之品。食疗方：蜜饯萝卜（萝卜约50g，煮熟，加入蜂蜜）。

（5）气滞血瘀：饮食宜清淡、易消化，少食或忌食壅阻气机的食物，如红薯、南瓜、马铃薯等。多食萝卜、橙子、山楂以理气活血消胀。食疗方：气滞腹痛可食冰糖话梅。

3. 情志调护

（1）保持心情舒畅，不可思虑太多，以免腹痛发作或加重，调摄情志，避免精神刺激，消除抑郁、恼怒、紧张情绪，积极配合治疗。

（2）耐心向患者解释疾病发生发展的过程，介绍治疗方法与预后，消除其紧张心理，增强患者战胜疾病的信心。

（3）多与患者交谈，评估患者忧思程度，倾听患者诉说心中的烦恼，给予精神安慰。

（4）指导患者应用放松疗法，如转移注意力，聊天、听音乐、看书等。充分休息，避免劳累，保持心情舒适，勿忧思或郁怒。

（5）对患者的疼痛表示关心和理解，并给予精神安慰。与患者共同寻找疼痛诱发的原因，以协助诊断治疗。

4. 用药调护

（1）中药汤剂宜温服。中西药联合应用时要遵医嘱注意配伍禁忌。

（2）腹痛发作时，切勿滥用止痛剂，必要时可配合少量镇静剂，以免延误病情。

（3）未明确诊断时，勿盲目使用镇痛剂，尤其是麻醉性止痛剂，以防掩盖病情，贻误诊断和治疗。

5.病时调护

（1）注意观察腹痛的部位、性质、程度、持续时间，以及疼痛的诱发因素、伴随症状，以区分寒热虚实、气血及所属脏腑。

（2）观察二便。注意有无呕吐、腹泻、矢气等，以及体温、脉象、舌象等变化。

（3）密切观察神志、面色、汗出、肢温、生命体征及舌脉象变化。如疼痛持续剧烈不解，伴表情淡漠、面色苍白、汗出肢冷、恶心呕吐、体温骤升或骤降、血压偏低、尿少、脉微者，则有发生休克的可能，应及时去医院急诊。

（4）协助患者取舒适的体位，以减轻疼痛，保证休息，观察止痛效果。

（5）指导患者在不会诱发腹痛的情况下独立进行活动，必要时给予协助，鼓励患者以自己的方式和速度进行活动，不可催促。

（6）慢性腹痛患者应耐心治疗，注意调摄。急性腹痛或慢性病患者病情转重时，宜适当休息，注意观察，谨防变化。

（7）嘱患者使用放松术缓解疼痛，避免突然改变体位，以防坠床受伤。

（8）剧痛不能入睡者，协助安排舒适体位，必要时遵医嘱针刺神门、三阴交等穴，或给予镇静剂，采取有效止痛措施。

（9）嘱患者多休息，腹痛剧烈者绝对卧床，躁动不安者应置放床栏，必要时进行保护性约束，应有专人守护，防止外伤。

6.预防调护

（1）引导患者养成文明科学的生活方式，逐渐纠正自身不良嗜好。夏日勿过食生冷，或贪凉露宿，或过于冒暑劳作，以防暑热、寒湿入侵。

（2）向患者讲解有关腹痛的知识和发病过程，饭后勿急跑或做其他剧烈运动。

（3）顺应季节气候变化，纳凉取暖皆应适宜，防止外邪入侵，尤应注意勿使腹部受凉。

（4）讲究饮食卫生，不吃生冷、腐败食物，蔬菜要洗净、炒熟。节制饮食，切勿暴饮暴食，或过食肥腻生冷之品，以免损伤肠胃，或食积停滞生病。

泄泻是以排便次数增多，粪质稀溏或完谷不化，甚至泻出如水样为主症的病证。古时将大便溏薄而势缓者称为泄，大便清稀如水而势急者称为泻，现临床一般统称泄泻。

　　泄泻可见于多种疾病，凡属消化器官发生功能或器质性病变导致的腹泻，如急性肠炎、炎症性肠病、肠易激综合征、吸收不良综合征、肠道肿瘤、肠结核等，或其他脏器病变影响消化吸收功能以泄泻为主症者，均可参照本章进行辨证论治。

一、中医辨证论治

（一）暴泻

1. 寒湿内盛证

泄泻清稀，甚则如水样，脘胀食少，腹痛肠鸣，或兼外感风寒，则恶寒，发热，头痛，肢体酸痛，舌苔白或白腻，脉濡缓。

证机概要：寒湿内盛，脾失健运，清浊不分。

治法：芳香化湿，解表散寒。

代表方：藿香正气散加减。本方既可解表和中散寒，又能理气化湿、除满健脾，适用于外感寒邪、内伤湿滞的泻下清稀，腹痛肠鸣，恶寒头痛之证。

2. 湿热伤中证

泄泻腹痛，泻下急迫，或泻而不爽，粪色黄褐，气味臭秽，肛门灼热，烦热口渴，小便短黄，舌质红，苔黄腻，脉滑数或濡数。

证机概要：湿热壅滞，损伤脾胃，传化失常。

治法：清热燥湿，分利止泻。

代表方：葛根芩连汤加减。本方解表清里、升清止泻。常用于胃肠湿热、表邪未解，以泻下急迫、肛门灼热、口渴为主症者。

3. 食滞肠胃证

腹痛肠鸣，泻下粪便臭如败卵，泻后痛减，脘腹胀满，嗳腐酸臭，不思饮食，舌苔垢浊或厚腻，脉滑。

证机概要：宿食内停，阻滞肠胃，传化失司。

治法：消食导滞，和中止泻。

代表方：保和丸加减。本方消积和胃、清热利湿，可治疗食滞内停致泻下大便臭如败卵，腹胀嗳腐之症。

（二）久泻

1. 脾胃虚弱证

大便时溏时泻，迁延反复，食少，食后脘闷不舒，稍进油腻食物则大便次数增加，面色萎黄，神疲倦怠，舌质淡，苔白，脉细弱。

证机概要：脾虚失运，清浊不分。

治法：健脾益气，化湿止泻。

代表方：参苓白术散加减。本方补气健脾、渗湿和胃，适用于脾虚神疲、倦怠纳少、大便溏者。

2. 肾阳虚衰证

黎明前脐腹作痛，肠鸣即泻，完谷不化，腹部喜暖，泻后则安，形寒肢冷，腰膝酸软，舌淡苔白，脉沉细。

证机概要：命门火衰，脾失温煦。

治法：温肾健脾，固涩止泻。

代表方：四神丸加减。本方温肾暖脾、固涩止泻，适用于命门火衰，泻下完谷，形寒肢冷，腰膝酸软之证。

3. 肝气乘脾证

泄泻肠鸣，腹痛攻窜，矢气频作，伴有胸胁胀闷、嗳气食少，每因抑郁恼怒或情绪紧张而发，舌淡红，脉弦。

证机概要：肝气不舒，横逆犯脾，脾失健运。

治法：抑肝扶脾。

代表方：痛泻要方加减。本方泻肝补脾，用于治疗肝木乘脾泄泻，常因情绪变化而发，腹痛攻窜。

二、中医护理

1. 起居调护

（1）居室温暖向阳，便后及时开窗通风。

（2）经常开窗通风，保持室内空气新鲜流通，温湿度良好。

（3）保持居室整洁，及时清除呕吐物，更换污染被单衣物。保持床单干燥、平整，以免秽浊之气刺激。

（4）室内每日进行空气紫外线消毒 1～2 次，或点燃苍术艾叶香。

（5）勤换内裤。内裤以棉织物为宜，忌穿化纤织品。

（6）保持肛门周围皮肤清洁、干燥，便后用温水清洁肛门。

（7）注意口腔护理，可用金银花甘草液或复方硼砂溶液漱口。

（8）加强基础护理，对于老年患者应协助做好生活起居，如穿衣、洗脸、如厕送水、送饭等。在病情许可的情况下，鼓励患者适当活动，同时注意安全，防止跌仆。

（9）排泄物应妥善处理，防止交叉感染，必要时采取消毒隔离措施。

（10）起居有常，劳逸结合，冷暖适宜，保持充足睡眠，避免外邪侵袭。保持适度的活动和锻炼。寒湿和虚弱者宜住向阳病室，做好腹部保暖。若患者泄泻因传染性疾病引起，应严格执行消化道隔离制度，患者的生活用具专用，用后要消毒。久泻者应加强肛周皮肤护理。

（11）起居有常，慎防外邪侵袭。注意调畅情志，避免思虑忧愁伤脾，保持心情舒畅，切忌烦躁郁怒。

（12）向患者及家属介绍相关保健知识，如泄泻不止，出现口渴、皮肤弹性下降、尿量减少、高热、心悸、烦躁等症状，应立即就医。

（13）加强锻炼，增强体质，可选择太极拳、八段锦、五禽戏等健身运动，使脾气旺盛，促进血脉流畅。

2. 饮食调护

饮食以新鲜、少渣、清淡易消化、富有营养的流质或半流质食物为宜，少进肥甘、厚味、甜腻之品，忌油腻、生冷、海鲜发物、辛辣和不洁的食品。定时定量，少食多餐，勿暴饮暴食，经常调配更换饮食品种，注意色香味，以增进食欲。水泻量多者，应多饮水或饮淡盐水或糖盐水。可根据不同证型选择不同饮食。

（1）寒湿泄泻：饮食宜温热、清淡半流质素食。可给炒米粉、炒面粉以燥湿止泻，忌食肥甘、油腻、辛辣及生冷瓜果，可予生姜粥、桂心粥、生姜红糖水及生姜当归羊肉汤以温中散寒。适食大蒜 20g，每日 1 次，与饭同食。食疗方：加味防风粥（防风 10g，藿香 5g，葱白 3 个，白葱 3g，粳米 100g）。煮粥食用，每日 2 次。

（2）湿热泄泻：饮食宜清淡爽口、易消化、少渣、半流质素食为主，多予盐水、水果汁或以瓜果煎汤饮，以清热利湿，忌食辛辣、油腻助热生湿之品。可食薏米粥、茯苓粥、扁豆粥、鲜马齿苋菜、西瓜、苹果、茶等夏季防暑防湿之品。食疗方：加味竹叶粥（鲜竹叶 40g，生石膏 50g，白扁豆 15g，荷蒂 1 个，粳米 100g，砂糖少许）。煮粥食用，每日 2 次。

（3）食滞肠胃：泄泻较重者，应少食或禁食，甚者可禁食数小时至 1日，待腹中宿食泻净，再进细软或半流质饮食，少食多餐。忌生冷瓜果、山芋等润肠通腑食品，或给酸梅汤、萝卜汤、麦芽汤以消食化滞。痊愈后要做到饮食有节，避免再次因伤食复发。可食菜菔粥、鸡内金粥、山楂汁等。食疗方：焦米粥（白粳米100g，将米炒焦，加水煮粥，任意食用）、曲末粥（神曲15g，粳米100g）。煮粥食用，每日2次。

（4）肝气乘脾：饮食宜清淡，以易消化、富有营养的食物为主，常食金橘饼、陈皮条等以疏肝理气，忌食辛辣、煎炸、油腻及烟酒等助湿困脾生热之品和土豆、芋头等壅阻气机的食物。可食用佛手柑粥、莱菔子粥等。

（5）脾胃虚弱：饮食宜温热软烂，饮食有节，定时定量，少食多餐，选食易消化而富有营养的食品，如豆制品、鲫鱼、黄鱼、鸡、鸡蛋、牛羊肉等。平时常食黄芪粥、藕粉，或以山药、白扁豆、大枣、莲子、薏苡仁等做羹食用，以健脾益气，忌食生冷、辛辣、肥腻、油炸等伤脾碍胃之品。食疗方：山药粥（羊肉300g，山药100g，粳米150g）、白米白术粥（白术30g，白米50g，薏米50g，白糖适量）。煮粥食用，每日2次。

（6）肾阳虚衰：饮食宜清淡、补益，以温热、细软、易消化为宜，多食补中益气、温补肾阳之品，如山药、胡桃、狗肉及动物肾脏。汤菜中适量加入肉桂粉、胡椒粉、干姜粉等以温暖脾肾。勿过食肥腻、生冷，可选用莲子粥、芡实粥、双鞭粥等以温补脾肾，腹泻缓解时可食用附子煨羊肉、薏苡仁粥。食疗方：加味金樱子粥（金樱子10～15g，山药150g，芡实50g，粳米50g，先煎金樱子，取汁去渣，再同山药、芡实、粳米同煮为粥，温服），每日2次。

3. 情志调护

（1）做好心理指导。特别是慢性腹泻的患者，常有紧张、忧虑心理，家人应态度和蔼，耐心讲解情志变化与病症发生、发展的因果关系，使患者消除顾虑，积极配合治疗。

（2）多与患者交谈，使其说出焦虑原因。给予急性期患者安慰，戒除其急躁情绪；慢性病患者应告之调养方法，使其树立战胜疾病的信心。

（3）泄泻可使患者心情烦躁、精神不振，家人应做好患者的心理减压，解释肝气郁结与泄泻的关系，使患者保持心情舒畅，应忌恼怒，以免诱发或加重腹泻。

（4）应护理到位，使患者能安心治疗，自觉控制情绪，气机平和，减少或避免病证的剧变，以使疾病向好的方面转化。

（5）加强情志护理，避免劳倦忧虑和抑郁恼怒，保持心情舒畅，使脾胃健运功能逐渐得以恢复。

（6）避免忧郁、悲伤、焦虑、紧张和激动等负性情绪。积极疏导患者，消除抑郁心理，保持肝气条达，心情舒畅。引导患者培养豁达乐观的心态，正确对待自身的疾病，避免急躁。肝气郁滞泄泻者更应注意调畅情志，防止因情复病。

4. 用药调护

（1）中药汤剂一般温服，服药后观察效果和反应。

（2）向患者介绍药物的功用和服用方法，督促患者按时服药。

（3）注意中西药联用时可能遇到的配伍禁忌，并把知识告知患者。

（4）泄泻患者常有口服药物的配伍，应注意以下各点。

①黄连、盐酸小檗碱（黄连素）、黄柏不宜与活性炭同时服用。

②乳酶生不宜与清热解毒药物（包括西药抗生素、磺胺类），以及中药炒炭药物、活性炭等同时服用。

③胃蛋白酶合剂不宜与磺胺类或碱性药物同时服用。

（5）给药前要正确估计药源性不良反应的可能性，用药过程中应注意观察患者的用药反应，一旦出现不良反应立即停药，进行妥善处理。

（6）遵医嘱辨证用药：寒证腹痛、肠鸣时，给服木香、肉桂粉各1.5g，热证给木香、黄连粉各1.5g，白芍粉3g，吞服。

（7）中药汤剂以饭后温热服用为宜，药物按时按量服用，观察用药后症状缓解情况。出现阳气外脱症状应及时进行抢救，以免延误时机。食滞胃肠泻下不畅者，可遵医嘱予大黄粉吞服，以消食化滞。在用药过程中出现大便色黑者，应查找原因，警惕消化道出血的发生。

5. 病时调护

（1）观察大便的色、质、量及腹痛、腹胀、体温、舌象、脉象、口渴、饮水、饮食、小便等伴随症状。

（2）观察泄泻的次数，泻下物的量、色、质、气味，有无里急后重，以辨泄泻的寒、热、虚、实。

（3）观察并记录体温、舌苔、脉象、尿量、口渴、饮水和皮肤弹性等情况，如出现脱水、休克酸中毒等症状，及时去医院诊治。

（4）密切观察患者有无久泻而致的脱水征，如口干舌燥、皮肤弹性差、眼窝凹陷为亡阴之表现；久汗多肢冷、脉微欲绝为亡阳之表现，应及时就诊。

（5）注意观察局部与全身情况，肛周皮肤情况，排便的规律，便时加力有无下坠感、有无脱出物等，并做好记录。

（6）密切观察腹痛的性质、部位、时间，以及与泄泻的关系，发现异常，立即去医院急诊。

（7）急性腹泻时，泻次较多或伴发热时，应卧床休息；轻症患者恢复期和慢性期患者可适当活动；具有传染性者，应执行消毒隔离。

（8）每次便后用软纸擦肛门，温水清洗，外扑痱子粉，防止发生肛周湿疹。肛门因便次多而糜烂、出血时，应予清洗后外涂油膏治疗。

（9）肛周皮肤潮红者，使用生理盐水冲洗，擦干后外涂黄连膏或金霉素油膏。操作时动作要轻，避免患者痛苦。

（10）肛周皮肤瘙痒时，遵医嘱予中药汤剂外洗，注意水温，防止烫伤，洗后观察疗效。勿用指甲重抓，以防皮肤破损，继发感染。

（11）若腹泻骤止，而其他症状不见好转，并出现呼吸深长、恶心呕吐、四肢厥冷、少尿或无尿等虚脱症状，应立即去医院急诊。

（12）肛门下坠或脱肛者应及时复位。先用温水坐浴，再取侧卧位，以灭菌纱布黄连软膏托着脱出物，轻轻向肛内推送，并用"丁"字带压迫固定，嘱患者卧床休息。

（13）高热时给予物理降温，或遵医嘱给予退热药，并注意体温变化。高热无汗者，不可用冷敷，以防毛窍闭阻，可遵医嘱针刺风池、合谷、曲池、大椎等，以透邪发汗。每4小时测体温、脉搏呼吸1次，做好记录。

（14）肾虚腹痛时可用肉桂、小茴香等少量研粉，盐炒，纱布包裹敷脐部。局部热痛明显者，可用清热解毒消炎中药液熏洗或外敷，注意观察疗效。

6. 中医护理适宜技术

寒湿内盛者可用艾灸，取足三里、中脘、关元等穴，以温中止泻，也可取神阙穴进行隔姜灸或隔附子灸。慢性久泻者可用五倍子和醋调成糊状敷脐，也可取大肠、小肠、脾、胃、肝、肾、交感等耳穴，用王不留行子贴压。脾胃虚弱者，可取天枢、中脘等穴，逆时针方向行穴位按摩。

7. 预防调护

（1）加强饮食卫生和水源管理，讲究个人卫生，饭前便后要洗手，防止"病从口入"。夏季冰箱内食物不宜存放过久，再食时应煮透。勿食馊腐、霉烂变质的食物。消灭苍蝇、蟑螂，搞好环境卫生。

（2）加强饮食调养，饮食有节制，定时定量，少食多餐，就餐不仓促，饭后勿受凉，"忍饥三分，饱食七分"，不可过食生冷食品。进食瓜果蔬菜要充分清洗、彻底消毒，禁食一切不洁及腐败变质食物。

（3）适当加强体育锻炼，如散步、做健身操、练气功、打太极拳等，动静结合，以陶冶情志，提高抗病能力，避免受凉，调理脾胃健运功能。

（4）生活起居有节谨慎，有规律，顺应四时气候变化，及时增减衣被，防止外感风寒暑湿之邪。特别是盛夏炎暑时，不要露卧湿地，以免暑湿外侵。脾胃虚寒者，注意腹部保暖。夏季可用荷叶、藿香、香薷、滑石等煎水服，以清暑化湿。

（5）调摄精神，保持情绪安定，力戒恼怒。

第十五章

便 秘

便秘是指粪便在肠内滞留过久，秘结不通，排便周期延长，或周期不长，但粪质干结，排出艰难，或粪质不硬，虽有便意，但便而不畅的病证。

本节所论是以便秘为主要症状，类似于西医学的功能性便秘，同时肠易激综合征、肠炎恢复期肠蠕动减弱引起的便秘，直肠及肛门疾患引起的便秘，药物性便秘，内分泌及代谢性疾病的便秘，以及肌力减退所致的排便困难等，均可参照本章内容，并结合辨病处理。

一、中医辨证论治

（一）实秘

1. 热秘

大便干结，腹胀腹痛，口干口臭，面红心烦，或有身热，小便短赤，舌红，苔黄燥，脉滑数。

证机概要：肠腑燥热，津伤便结。

治法：泻热导滞，润肠通便。

代表方：麻子仁丸加减。本方润肠泄热、行气通便，适用于肠胃燥热，津液不足之便秘。

2. 气秘

大便干结，或不甚干结，欲便不得出，或便而不爽，肠鸣矢气，腹中胀痛，嗳气频作，纳食减少，胸胁痞满，舌苔薄腻，脉弦。

证机概要：肝脾气滞，腑气不通。

治法：顺气导滞。

代表方：六磨汤加减。本方调肝理脾、通便导滞，适用于气机郁滞，大肠传导失职之便秘。

3. 冷秘

大便艰涩，腹痛拘急，胀满拒按，胁下偏痛，手足不温，呃逆呕吐，舌苔白腻，脉弦紧。

证机概要：阴寒内盛，凝滞胃肠。

治法：温里散寒，通便止痛。

代表方：温脾汤合半硫丸加减。前方温中散寒、导滞通便，用于冷积便秘，腹痛喜温喜按者；后者温肾、祛寒、散结，适用于老年虚冷便秘，怯寒、四肢不温者。

（二）虚秘

1. 气虚秘

大便并不干硬，虽有便意，但排便困难，用力努挣则汗出短气，便后乏力，面白神疲，肢倦懒言，舌淡苔白，脉弱。

证机概要：脾肺气虚，传送无力。

治法：益气润肠。

代表方：黄芪汤加减。本方补益脾肺、润肠通便，适用于脾肺气虚，大肠传导无力，糟粕内停所致便秘。

2. 血虚秘

大便干结，面色无华，头晕目眩，心悸气短，健忘，口唇色淡，舌淡苔白，脉细。

证机概要：血液亏虚，肠道失荣。

治法：养血润燥。

代表方：润肠丸加减。本方养血滋阴、润肠通便，适用于阴血不足，大肠失于濡润之便秘。

3.阴虚秘

大便干结，如羊屎状，形体消瘦，头晕耳鸣，两颧红赤，心烦少眠，潮热盗汗，腰膝酸软，舌红少苔，脉细数。

证机概要：阴津不足，肠失濡润。

治法：滋阴通便。

代表方：增液汤加减。本方滋阴增液、润肠通便，适用于阴津亏虚，肠道失濡之便秘。

4.阳虚秘

大便干或不干，排出困难，小便清长，面色㿠白，四肢不温，腹中冷痛，或腰膝酸冷，舌淡苔白，脉沉迟。

证机概要：阳气虚衰，阴寒凝结。

治法：温阳通便。

代表方：济川煎加减。本方温补肾阳、润肠通便，适用于阳气虚衰，阴寒内盛，积滞不行之便秘。

二、中医护理

1.起居调护

（1）保持室内空气新鲜流通，经常开窗通风，温湿度良好。

（2）保持居室整洁，及时清除呕吐物，更换污染被单衣物。保持床单干燥、平整，以免秽浊之气刺激。

（3）室内每日进行空气紫外线消毒1～2次，或点燃苍术艾叶香。

（4）加强生活护理，勤换衣裤床单。经常清洁肛门，保持会阴部及肛门周围皮肤清洁，便后用温水洗净。

（5）指导或协助患者顺结肠走向做腹部按摩，促进肠蠕动，尽量指导患者定时如厕排便，克服忍便的不良习惯。病情允许的情况下，指导或协助患者适当增加活动量。

（6）保持居室整洁，温湿度适宜，提供舒适隐蔽的排便环境。培养定时排便的习惯。脾肾阳虚患者，病室宜温暖向阳，及时增添衣被，注意腹部保暖，切勿受寒。鼓励患者适量运动，指导其进行腹部按摩和提肛训练，避免久坐少动。保持肛周皮肤清洁，有肛门疾病者可在便后用1：5000 高锰酸钾溶液或五倍子、苦参、花椒煎水坐浴；肛裂者，坐浴后可用黄连膏外敷。

2. 饮食调护

平时饮食宜清淡、易消化，定时定量。注意饮食卫生，多吃新鲜蔬菜水果和纤维含量高的食物，如茎叶类蔬菜及苦瓜、西瓜、黄瓜等。勿暴饮暴食。多饮白开水，每日 1500 ～ 2000mL，或晨起饮淡盐水 500mL，服蜂蜜、牛乳、麻油，忌食辛辣刺激燥热之品，少食肥腻厚味，禁烟酒。忌食加重便秘的食物，如牛奶、奶制品。勿食过多的肉、蛋，以免加重便秘。宜食含适量油脂、富含纤维素的食品。向患者讲解饮食调理对于纠正、预防便秘的重要性。可根据不同证型选择不同饮食。

（1）热秘：鼓励患者多饮水，多食新鲜水果蔬菜，如藕、香蕉、梨等，以生津润肠，忌食苹果、话梅、柠檬等酸、苦、温之果品；少食肥腻厚味，忌食大蒜、辣椒、酒等辛辣刺激食物。每日早晨饮水 1 杯，或用大黄茶 1 袋、或番泻叶 3 ～ 6g 每日泡水饮用，以泄热通便。

（2）气滞秘：饮食宜清淡，予多渣食物，如麦片粥、槟榔饮，忌山芋等阻气食物；多吃柑橘、萝卜、佛手、荔枝等调气之品，忌煎炸、辛辣食物。可食糯米粥（糯米 100g，槟榔 15g，郁李仁 15g，火麻仁 15g）、紫苏麻仁粥（紫苏子 10g，火麻仁 15g，粳米 100g），煮粥食用，每日 2 次，有顺气行滞通便作用。也可将决明子 20g 打碎，开水泡服。

（3）冷秘：饮食宜温热，多进热饮或热果汁，如服食桃仁粥，忌生冷瓜果；可食肉苁蓉粥（肉苁蓉 15g，羊肉 50g，粳米 100g）；或葱白 2 根，阿胶 10g，水煎葱白，待熟后入阿胶烊化温服，每日 1 次，连服数日，以温阳通便。

（4）气虚秘：饮食宜清淡、易消化、补气之品，多进温热饮料，勿偏食，忌食生冷瓜果。建立正常的饮食习惯，改善营养状况，调节脾胃功能，常食黄芪粥、茯苓粥、山药粥、扁豆粥，多食粗纤维食物。鼓励多饮水，也可用黑芝麻 60g 捣烂，磨成糊状，煮熟后加蜂蜜 60g 调和，用黄芪 18g 煎药液冲服，分 2 次服完，每日 1 剂，连服数剂，有益气、润肠作用。或食黑芝麻粥。

（5）血虚秘：可用黑芝麻、胡桃肉、松子仁等份，研细，稍加蜂蜜，每日晨起空腹冲服，以养血润燥通便；慎用或忌用泻剂。宜常服何首乌粥或当归大枣粥、枸杞子粥、山药粥、松子仁粥（松子仁 15g，粳米 100g）。可用生何首乌 30～60g，水煎服。不饮浓茶、咖啡等兴奋性饮料。

（6）阴虚秘：宜食滋补肾阴的食物，如地黄粥、双耳粥、补髓汤、百合粥、桑葚粥等以补肾填精。亦可用蜂蜜 30g，晨起凉开水冲服。

（7）饮食宜选择清淡、富含纤维素和油脂的食物。晨起空腹饮淡盐水或蜂蜜水等，有助于预防便秘的发生。热秘者宜多用清凉润滑之物，如梨、黄瓜、苦瓜、萝卜、芹菜、莴苣等，忌食辛辣、厚味食物，如辣椒、姜、羊肉等；气秘者宜用行气软坚润肠之物，如橘子、香蕉、竹笋等，忌收敛固涩之品，如白果、芡实、石榴等；气虚者宜多用健脾益气润肠之物，如山药、白扁豆等，忌用行气之品，如佛手、萝卜、芥菜等；血虚、阴虚者宜用滋阴养血润燥之物，如桑葚、蜂蜜、芝麻、花生等，忌辛辣香燥之品，如辣椒、羊肉、五香调料等；阳虚者宜多食温润通便之品，如韭菜、羊肉、狗肉等。

3. 情志调护

（1）注意患者的情绪变化，多做安慰劝导工作，使患者保持心情舒畅。尤其是习惯性便秘者，要使其克服对排便的恐惧。

（2）向患者讲解情志不和、肝气郁结、心胆火盛等内热导致大便干结的道理。指导患者自我调适情志，保持心平气和、气机畅达，预防便秘。

（3）讲明规律性的生活可使身体内环境稳定，有利于预防便秘的道理。指导患者生活起居有规律，注意寒温调适、劳逸结合，适当锻炼身体，增强腹肌功能。

（4）向患者讲解年老、久卧、久病等情况导致排便无力的道理，使患者减轻心理压力，有效配合。指导或协助患者进行床上翻身、起坐等活动，增强其大肠传输功能。

（5）气滞便秘患者应加强情志护理，避免不良情绪影响。血虚便秘患者应保持情绪稳定。

（6）七情内伤是便秘致病因素之一。便秘患者因病久痛苦、情志忧郁而与病证互为因果，形成恶性循环。向患者解释情志不和、肝气郁结等易导致大便干结，指导患者采用自我调适情志的方法，保持心情舒畅，创造舒适的生活和工作环境，避免情志所伤。

4. 用药调护

（1）通便药应在清晨或睡前空腹服用。观察药后大便的次数、性质、量、色等，并做好记录。

（2）遵医嘱给予缓泻剂、开塞露。必要时可低压灌肠（肠道手术后 10 天内不宜灌肠）。

（3）热秘者，汤药宜偏凉，予生大黄粉 6g 开水送服，或用番泻叶 6～9g 代茶饮，必要时给予灌肠。冷秘者，中药宜热服，可服用附子理中丸 1 丸，加大黄粉 2g，温开水送服，以温中通便。若阴寒较甚，配合服用半硫丸时，要观察其毒性反应。

（4）遵医嘱用通便药物时，便通即止，不可滥用泻药。中药汤剂一般温服，服药后应注意观察大便次数、性状和量。肠道实热者，中药汤剂宜偏凉服用，亦可用番泻叶或生大黄泡水代茶饮，汤药以饭前空腹及临睡前服用为佳；脾虚气弱者，平时宜服用补气药，如党参茶、黄精茶等；阴虚肠燥者，多用滋阴通便药物，中药汤剂温服，适当增加服药次数和数量，频频饮服，达到润肠通便的目的。

5. 病时调护

（1）注意观察排便时间、次数，大便的色、质、量，有无腹痛、腹胀、呕吐，以及食纳情况。

（2）密切观察阴虚便秘者有无汗出、发热等症状。

（3）指导患者大便干结难出时不宜努挣、不宜久蹲，应徐徐用力，或用开塞露、甘油软化大便，或指压长强穴，刺激肠蠕动。如燥屎坚硬如羊粪而无力排出，可采用外导法通便，用开塞露或甘油栓纳入肛中，或由肛门注入温矿物油，停留20～30分钟，必要时可戴上润滑手套，协助掏出，以减轻患者痛苦，不宜用泻剂。

（4）对直肠疼痛性疾病患者，在排便前坐浴15分钟，或肛门处涂润滑剂，排便后使用柔软卫生纸，保持肛周皮肤清洁。便后用温水清洁局部或用温水坐浴，必要时涂油膏以润泽，预防肛裂。蹲厕排便后，清洁并按压肛门片刻，防止脱肛。

（5）有肛门疾病者，便后用1∶5000高锰酸钾溶液，或五倍子、苦参、花椒煎水，坐浴15～20分钟，每日1～2次；肛裂者于坐浴后外涂黄连膏。

（6）手术患者于术前训练床上使用便器，并在排便时用屏风遮挡。术后教会患者排便时减轻伤口疼痛的方法，嘱咐患者要及时排便，避免因怕痛而忍便。

（7）根据便秘的不同类型采取相应的护理措施，使大便排出。

①热秘者可遵医嘱采用针刺治疗，取大肠俞、天枢、支沟、合谷、曲池等穴，用泻法，以泄热。

②气滞秘者可遵医嘱针刺中脘、阳陵泉、气海、行间、大肠俞、天枢、期门等穴，用泻法，以行气通滞。

③冷秘者注意腹部保暖，防止受凉，可热敷腹部，或艾灸天枢、神阙、气海、关元、大肠俞等穴，温通下焦，以助排便，或可遵医嘱针刺肾俞、大肠俞、上巨虚，用补法。

④气虚秘者宜适当卧床休息，勿疲劳，伴有严重心脏病者，勿用力排便，以防猝死。适当运动，如做仰卧起坐，以增强腹肌收缩力量，有利于

内科常见病　中医护理

排便。或可遵医嘱取大肠俞、脾俞、胃俞、天枢等穴，用补法针刺。

⑤血虚者可顺时针方向按摩腹部，以促进肠蠕动，心悸目眩时宜卧床休息。

⑥阴虚者宜卧床休息，勿劳累过度，养成定时排便习惯，更换体位时宜缓慢，以防直立性低血压。

（8）指导或协助患者掌握排便的方法。

①按摩腹部：在腹壁由右下腹顺结肠方向，向上、向左、向下循环按摩，反复数次，直至排便时停止。

②轻压会阴部：会阴部系诸阴之会，司二阴，轻压可助排便。或轻叩骶骨部亦可促进排便。

6. 中医护理适宜技术

指导患者经常顺揉腹部，以调畅气机、健脾助运。可取大黄研为粉末，醋调为糊状，贴敷神阙穴。或用王不留行子耳穴贴压，实秘取大肠、直肠下段、便秘点、交感、肺、肝胆穴；虚秘取脾胃、肾、大肠、直肠下段、皮质下、便秘点等穴。可辅助针刺疗法，实证者可取天枢、曲池、内庭、支沟、太冲等穴，以清热理气、通导肠腑；虚证者可取天枢、上巨虚、大肠俞、支沟、足三里等穴，以健脾益气、温阳通便。便秘严重者，可根据医嘱行灌肠法，如有发热、恶心或腹痛时禁用导泻剂。也可用通便贴外敷脐部。

7. 预防调护

（1）平时调摄生活，加强锻炼，尤其是对腹肌的锻炼。增强体质，按时起居，避免久坐久立、少动和劳累过度，养成每日定时排便的习惯，切勿养成用药通便的依赖思想。

（2）指导患者每日顺时针方向按摩腹部 2 次，每次 5 ～ 10 分钟。每晚睡前饮 1 杯蜂蜜水，早餐前 30 分钟喝 1 杯温水，可润肠通便。

（3）积极治疗肛门疾病，勿因惧排便痛苦而使大便在肠道内停留时间过长，引起或加重便秘。

（4）有效预防便秘，及时纠正便秘，以保持排便不费力，可施用按摩或简易气功自疗，适当活动，多做腹部按摩。

（5）注意饮食宜忌，保持心情舒畅，忌忧思恼怒。

/ 第十六章 / 黄　疸

　　黄疸是以目黄、身黄、小便黄为主症的一种病证，其中目睛黄染为本病的重要特征。

　　本章讨论以身目黄染为主要表现的病证。黄疸常与胁痛、癥积、臌胀等病证并见，应与之互参。本病证与西医所述黄疸意义相同，可涉及西医学中肝细胞性黄疸、阻塞性黄疸和溶血性黄疸。临床常见的急慢性肝炎、肝硬化、胆囊炎、胆结石、钩端螺旋体病、蚕豆病及某些消化系统肿瘤等疾病，凡出现黄疸者，均可参照本章辨证施治。

一、中医辨证论治

（一）阳黄

1. 热重于湿证

　　身目俱黄，黄色鲜明，发热口渴，或见心中懊憹；腹部胀闷，口干而苦，恶心呕吐，小便短少黄赤，大便秘结，舌苔黄腻，脉象弦数。

　　证机概要：湿热熏蒸，困遏脾胃，壅滞肝胆，胆汁泛溢。

　　治法：清热通腑，利湿退黄。

　　代表方：茵陈蒿汤加减。本方清热通腑、利湿退黄，是治疗湿热黄疸的主方。

2. 湿重于热证

　　身目俱黄，黄色不及前者鲜明，头重身困，胸脘痞满，食欲减退，恶心呕吐，腹胀或大便溏垢，舌苔厚腻微黄，脉象濡数或濡缓。

证机概要：湿遏热伏，困阻中焦，胆汁不循常道。

治法：利湿化浊运脾，佐以清热。

代表方：茵陈五苓散合甘露消毒丹加减。二方比较，前者作用在于利湿退黄，使湿从小便中去；后者作用在于利湿化浊、清热解毒，是湿热并治的方剂。

3. 胆腑郁热证

身目发黄，黄色鲜明，上腹、右胁胀闷疼痛，牵引肩背，身热不退，或寒热往来，口苦咽干，呕吐呃逆，尿黄赤，大便秘，苔黄舌红，脉弦滑数。

证机概要：湿热砂石瘀滞，脾胃不和，肝胆失疏。

治法：疏肝泄热，利胆退黄。

代表方：大柴胡汤加减。本方疏肝利胆、通腑泄热，适用于肝胆失和、胃腑结热之证。

4. 疫毒炽盛证（急黄）

发病急骤，黄疸迅速加深，其色如金，皮肤瘙痒，高热口渴，胁痛腹满，神昏谵语，烦躁抽搐，或见衄血、便血，或肌肤瘀斑，舌质红绛，苔黄而燥，脉弦滑或数。

证机概要：湿热疫毒炽盛，深入营血，内陷心肝。

治法：清热解毒，凉血开窍。

代表方：千金犀角散加味：本方清热退黄、凉营解毒，适用于湿热疫毒所致的急黄。

二、中医护理

1. 起居调护

（1）冷暖适度，调节室内温度、湿度。室内温度一般以 18～21℃为宜，湿度以50%～60%为宜，以患者个体感觉舒适为宜，避免直接吹风。

（2）保持室内舒适、整洁，光线柔和，不宜过强，有条件时白天可挂一层窗纱以降低室内的亮度。室内灯光布置最好不采用日光灯，且照射的方向不要直射患者。

（3）避免不良噪声，不要大声喧哗，保持室内安静。

（4）保持室内空气新鲜流通，避免不良气味。远离厨房油烟炒菜气味，防止烟尘及特殊气味的刺激。室内禁止吸烟，并劝患者戒烟。

（5）注意与呼吸道感染患者隔离。

（6）属传染患者应执行消化道隔离。

（7）保持口腔清洁，用银花甘草液漱口，每日3次。

（8）养成良好的排便习惯，保持大便通畅。可以吃一些香蕉、番薯、桑葚、枇杷、萝卜、梨子、蜂蜜糖水等以通腑泄热。便秘者可遵医嘱睡前服用麻仁丸10g，或遵医嘱睡前用番泻叶6g泡水喝。

（9）做好口腔护理，注意口腔清洁，可用淡盐水、银花甘草液或2%的冰硼散溶液等漱口，每日3～4次，以减少口腔异味及感染。

（10）加强基础护理，掌握患者的生活习惯和爱好，及时解决患者的需求。协助卧床患者进行肢体锻炼，逐渐增加活动强度、频率和时间。嘱患者积极配合治疗，生活上给患者帮助。

（11）养成定时排便的习惯。每晚或晨起顺时针方向按摩腹部10～15分钟，以增加肠蠕动，促进排便。注意休息，保持舒适体位，防止受凉。保持肛门周围清洁、干燥，便后擦拭干净，并用温水清洗肛周。

（12）保持病室安静整洁，患者需卧床休息，以利于养肝护肝，症状好转后，逐渐增加活动量。阳黄热重于湿者，病室宜偏凉；阳黄湿重于热者，病室宜温热，避免对流风；阴黄者要注意防寒保暖；急黄者应绝对卧床休息，病室应凉爽。保持口腔清洁，可用淡盐水漱口。加强皮肤护理，汗出者及时更衣，保持床单位清洁，预防压疮。黄疸重者常皮肤瘙痒，局部可涂冰硼水以止痒，或用苍术、川椒、艾叶、蛇床子、茵陈、苦参煎水擦洗，注意避免搔抓，以免皮肤破损引起感染。有传染性者应严格执行消化道和血液隔离制度，以防疾病传播。

（13）生活起居有规律，注意劳逸结合，保持个人卫生。遵照运动处方，循序渐进，以提高抗病能力。保持情绪调畅，勿气恼忧思，宜精神爽健、性情和悦，以利肝疏泄之能。

2. 饮食调护

饮食宜以清淡、易消化、低蛋白、低脂肪、营养丰富的流质或半流质食物为主。宜少量多餐，切忌饱食，忌肥厚、糖类、燥热、辛辣、刺激、生冷及黏腻食物，戒烟酒；避免吃油炸、坚硬、不易消化的食物，适当控制禽畜类高蛋白食物。鼓励患者多饮开水和果汁，可取鲜芦根、麦冬煎水代茶饮，并逐渐增加粗纤维食物摄入量，如芹菜、菠菜、苋菜、香蕉、雪梨等，勿过食酸味或辛燥香窜之品，防伤肝气。根据不同证型给予饮食指导。

（1）阳黄：饮食宜清淡、易消化之品。忌海腥、辛辣、酒等食物，食量应适当控制，逐步增加，由少到多，勿多食。可食西瓜、李子、梨、藕、芹菜、番茄、赤小豆、薏米等。可吃茵陈粥、杞子粥等以清热利湿，多食新鲜水果和蔬菜，如黄瓜、冬瓜、白菜等。可用茵陈、白茅根各30g泡水频服，用以退黄。阳黄热重于湿者，宜食用甘凉的食物，如西瓜、冬瓜、绿豆粥及水果、蜂蜜等。阳黄湿重于热者，少食多餐，宜食用薏苡仁、赤小豆等，忌食纤维素较多及产气多的食物。

（2）阴黄：饮食宜补养之品，需温热、熟、软，营养丰富，容易消化。多食鱼、肉、禽、蛋等血肉有情之物，忌油炸、坚硬、生冷甜腻碍胃之品，可食香蕉、西瓜、冬瓜等以利湿退黄，一般不宜过多喝汤水，以免水湿停聚。可多吃茵陈粥、干姜粥、苡仁粥以温化寒食，适当吃瘦肉、牛奶、鸡蛋等，禁吃生冷瓜果，忌食油腻及酒类。阴黄者饮食宜温热，可食茵陈附子粥、干姜粥等，以利湿退黄，忌寒凉、生冷、甜腻碍胃之品。

（3）急黄：饮食予以流质，如藕粉、果汁，不宜勉强患者进食，好转后再改为半流质，但增加速度宜缓慢慎重，防复发。呕吐频作者可暂禁食，给予补液或鼻饲饮食。禁辛辣、肥腻、油炸之品，以防助热伤络。急黄者，饮食以清凉生津流质为宜，病情好转后再改为半流质，严格限制蛋白质的摄入或禁高蛋白食物，必要时鼻饲。

（4）急性期以易消化半流质饮食为主，宜高蛋白、高维生素、低脂肪。可常食荠菜、马兰头、冬瓜、薏苡仁、赤小豆、泥鳅等食物。忌辛辣、油腻、生冷之品，禁止饮酒。

（5）有腹水者给予低盐饮食。腹胀甚者可给萝卜、金橘饼，或米炒焦成炭，研末顿服，以消胀助运。指导患者在病情允许的情况下适当散步，促进胃肠蠕动。

（6）病情稳定后，注意调理脾胃，补益气血，可食山药、芡实、莲子、薏苡仁等健脾祛湿之品，食欲恢复后，再增加瘦肉、鱼、蛋类、鸡汤等补益气血。巩固疗效，以防复发。平时患者可吃泥鳅炖豆腐、芹菜粥、扁豆粥、生姜粥、苡仁粥等，以利湿健脾。适当给予生姜、小茴香、葱、韭菜等，以助温脾化湿。忌生冷瓜果和烟酒等食品。

（7）保持大便通畅，减少氨的积聚，防止肝性脑病。

（8）慎用毒性损肝药物和特异体质性损肝药物或食物。哺乳期患者应暂停喂哺，待病情好转、条件允许再继续哺乳。乙肝母亲所生小儿不提倡母乳喂养，出生后应立即注射乙肝疫苗。疫情流行期间可预防给药，如板蓝根等。行紫外线空气消毒。

（9）注意饮食卫生，勿进食霉变、不洁、过期食品，传染性疾病引起的黄疸要加强消化道隔离，使用过的器物应及时消毒，以免传染他人。

3. 情志调护

（1）由于患者出现黄疸会产生各种思想顾虑，要主动关心、安慰患者，做细致的疏导工作，使患者保持乐观情绪，配合治疗。

（2）本病发病急，病程长，易迁延反复，甚至恶化，患者患病后顾虑重重，家属多表现为恐惧，担心被传染。应做好患者和家属的思想工作，介绍本病的有关知识，使其正确对待疾病，树立信心，积极配合治疗，以利恢复到最佳状态。

（3）耐心听患者的倾诉，认同患者的感受，表达对患者的关切之情，并向患者介绍成功的病例，增强患者战胜疾病的信心。

（4）评估患者的心理状况。鼓励患者讲出自己的真实想法和要求，耐心解答患者提出的问题，用科学知识解除患者的迷惑，使其保持平和的心态。

（5）教会患者遇有不良刺激时进行自我调适的方法，如转移法：控制自己的思想，将思维集中到另一件轻松、愉快的事情上。介绍一些能增加舒适和松弛的方法，如读书、听音乐、呼吸练习、松弛术、瑜伽术、催眠术等。

（6）评估患者的职业、个性、嗜好、生活环境、家庭、经济情况，对症施教。内容包括思伤脾的因素、发病机制、预防措施及治疗方法等知识。

（7）多与患者沟通，调畅情志。介绍疾病的发生、发展及预后等知识，及时了解患者的不良心理和情绪，进行心理疏导，指导患者避免恼怒忧愁，保持心情舒畅，情绪稳定，使肝气条达。对于隔离患者应多关心、照料，帮助其消除思想顾虑，减轻精神压力，树立治疗信心。

4. 用药调护

中药治疗黄疸以化湿邪、利小便为大法。阳黄热重于湿者，中药汤剂宜温凉服；阴黄者，宜温热服；急黄者，中药宜浓煎，少量频服，或鼻饲灌入。

（1）掌握给药的时间。恶心时，可先嚼服生姜以止呕。服药后密切观察疗效及反应，并做好记录。

（2）督促患者按时服药，呕吐频繁者，可用姜汁滴舌或按压中脘、内关。昏迷者，用鼻饲喂药。大便秘结者，可饮大黄茶，或以大黄粉6g冲服，以清泄湿热毒邪。

（3）清热利湿或清热解毒剂应偏凉服，健脾和胃剂宜温热服。

（4）告诉患者，黄疸消退后不可骤然停药，并定期门诊复查，以免复发。

（5）汤药宜少量频服，服药前可在舌根滴姜汁，药后静卧休息片刻，以减轻呕吐症状。

（6）避免服用过量而引起胃肠道不适。可服用玉枢丹，或服药前后于舌根滴姜汁以降逆止呕。

（7）避免使用损害肝脏的药物，长期服药者，定期检查肝功能。

5. 病时调护

（1）观察皮肤、巩膜黄染程度、变化情况，二便的色泽与数量，以及全身症状，以辨黄疸之阴阳、虚实、顺逆。

（2）观察有无腹水和出血倾向，或神志、行为的改变。密切观察体温及神志变化，每4小时测体温、脉搏、呼吸、血压1次。

（3）观察黄疸部位的动态变化，如黄疸出现的部位、色泽程度、气味的变化，尿色深浅、尿量和大便颜色变化，有无呕吐、腹胀、神志异常现象。

（4）密切观察脘腹胀满情况，如出现右胁下或上腹部疼痛剧烈，有压痛、拒按、腹肌紧张、尿少色赤、高热寒战等，应及时去医院诊治。

（5）观察患者呕吐物的内容、颜色、气味，呕吐时间，并做好记录。

（6）注意观察患者平时的排便形态，如次数、颜色、量和性状，并做好记录。严密观察大便的性质、次数、量、颜色、气味及伴随症状。

（7）密切观察病情变化，如黄疸突然加深、腹胀痛、恶心呕吐、体温升高、精神萎靡不振、肌肤出现斑疹等为病情加重症状，或高热持续不退、黄疸进行性加重，应及时急诊。

（8）急性期应卧床休息，直至黄疸消退，体温降低，症状明显好转后方可逐渐恢复适当活动，但应注意避免过度劳累。急性期应执行消化道隔离，如确诊为传染性肝炎，应严格隔离，一切用具及排泄物要严格消毒，隔离时间至少40天。急性期禁止探视。

（9）皮肤瘙痒者，保持皮肤清洁，嘱患者不要搔抓，以免皮肤破溃，应用温水擦浴或用薄荷炉甘石洗剂涂擦止痒，或局部涂冰硼水止痒。

（10）外用生姜周身擦拭；或用茵陈1把、生姜1块，捣烂，敷于脐前、四肢擦拭之；或用薏苡仁、白扁豆各30g煎水饮，用以退黄。阴黄者，可遵医嘱取肝俞、胃俞、胆俞、脾俞、足三里、三阴交等穴，以灸法退黄。

（11）湿困脾胃，脘腹胀满时，可遵医嘱予隔姜灸神阙，或予腹部热敷或葱熨法，或饮用生姜红糖水。必要时可指压中脘、气海、天枢、足三里等穴。

（12）患者呕吐时取半卧位，头转向一侧，轻轻拍背或在胃部上下按摩，以降胃气。呕吐恶心较重时，可遵医嘱针刺内关、合谷、中脘、足三里等穴，以降逆止呕。

（13）急黄患者应绝对卧床休息，伴头昏、烦躁者，应专人护理，并加强皮肤、口腔护理。黄疸由外科疾病所致者，应根据病情到医院采取手术治疗。

（14）观察黄染的部位、色泽、深浅，尿色、粪色及皮肤瘙痒程度等变化，有无呕吐、腹胀及神志异常等伴随症状。大便颜色变浅或白，表明黄疸由胆道阻滞所致。如黄疸迅速加深，色黄如金，腹胀腹痛，恶心呕吐，体温升高，精神萎靡不振，肌肤出现斑疹，为邪入心营之先兆，应及时报告医生，进行相应处理。

6. 中医护理适宜技术

恶心呕吐或不思饮食时，可行胃脘部按摩、轻拍背部；或穴位按压，取穴内关、中脘、合谷、足三里等以缓解症状。腹胀者，腹部保暖加顺时针按摩，或用盐包热敷腹部。高热昏迷者可服安宫牛黄丸、紫雪丹等，或用茵陈、栀子、大黄、甘草煎汤，保留灌肠，以泄热退黄。阳黄者可针刺内关、中脘等穴位；阴黄者配合灸法退黄，可取足三里、三阴交、关元、气海等穴位；或取肝、胆、脾、胃等耳穴压豆，也可配合体育锻炼等措施以理气退黄。

7. 预防调护

（1）注意卫生管理，包括环境、牲畜、饮食、个人等。大力开展爱国卫生运动，管理牲畜，防止动物媒介传染；及早处理患者的呕吐物、排泄物等；饮食餐具应煮沸消毒；从事餐饮业人员一旦发现黄疸，应立即隔离，并调离工作岗位。

（2）流行期间可注射预防疫苗或预防用药。

（3）黄疸患者宜慎起居，顺应时令；节饮食，勿暴饮暴食，勿贪嗜酒水，勿食辛辣肥腻及不洁之品；畅情志，豁达心胸，清心寡欲，勿纵欲过度。

（4）临床治愈出院后，要经过3个月左右的休息，以巩固疗效，减少病情反复。一般病后1年内不宜参加重体力劳动，不接受主动免疫接种，同时定期门诊复查。

（5）可以为患者安排一些娱乐活动，如下棋、读书、读报、看电视、听广播、聊天、做气功、打太极拳等各种形式的活动。

（6）讲明消毒隔离的意义和方法，指导患者正确使用避污纸。

（7）积极治疗原发病，如胆石症、肿瘤、溶血病等，早发现，早治疗。定期随诊，坚持服药。

/ 第十七章 / **臌 胀**

臌胀是指腹部胀大如鼓的一类病证，临床以腹大胀满、绷急如鼓、皮色苍黄、脉络显露为特征，故名臌胀。

根据本病的临床表现，类似西医学所指的肝硬化腹水，包括病毒性肝炎、血吸虫病以及胆汁性、营养不良性等多种原因导致的肝硬化腹水。至于其他疾病出现的腹水，如结核性腹膜炎腹水、丝虫病乳糜腹水、腹腔内晚期恶性肿瘤、慢性缩窄性心包炎、肾病综合征等，符合臌胀特征者，亦可参照本章内容辨证沦治，同时结合辨病处理。

一、中医辨证论治

1. 气滞湿阻证

腹胀按之不坚，胁下胀满或疼痛，饮食减少，食后胀甚，得嗳气、矢气稍减，小便短少，舌苔薄白腻，脉弦。

证机概要：肝郁气滞，脾运不健，湿浊中阻。

治法：疏肝理气，运脾利湿。

代表方：柴胡疏肝散合胃苓汤加减。前方以疏肝理气为主，适用于胸胁闷胀疼痛较著者；后方以运脾利湿消胀为主，适用于腹胀、尿少、苔腻较著者。

2. 水湿困脾证

腹大胀满，按之如囊裹水，甚则颜面微浮，下肢浮肿，脘腹痞胀，得热则舒，精神困倦，怯寒懒动，小便少，大便溏，舌苔白腻，脉缓。

证机概要：湿邪困遏，脾阳不振，寒水内停。

治法：温中健脾，行气利水。

代表方：实脾饮加减。本方振奋脾阳、温运水湿，适用于脾阳不振，寒湿内盛之肿胀。

3. 水热蕴结证

腹大坚满，脘腹胀急，烦热口苦，渴不欲饮，或有面、目、皮肤发黄，小便赤涩，大便秘结或溏泄，舌边尖红，苔黄腻或兼灰黑，脉象弦数。

证机概要：湿热壅盛，蕴结中焦，浊水内停。

治法：清热利湿，攻下逐水。

代表方：中满分消丸合茵陈蒿汤加减。中满分消丸有清热化湿、行气利水的作用，适用于湿热蕴结，脾气阻滞所致胀满；茵陈蒿汤清泄湿热、通便退黄，用于湿热黄疸。

4. 瘀结水留证

脘腹坚满，青筋显露，胁下癥结痛如针刺，面色晦暗黧黑，或见赤丝血缕，面、颈、胸、臂出现血痣或蟹爪纹，口干不欲饮水，或见大便色黑，舌质紫黯或有紫斑，脉细涩。

证机概要：肝脾瘀结，络脉滞涩，水气停留。

治法：活血化瘀，行气利水。

代表方：调营饮加减。本方活血化瘀、行气利水，适用于瘀血阻滞，水湿内停之肿胀。

5. 阳虚水盛证

腹大胀满，形似蛙腹，朝宽暮急，面色苍黄或㿠白，脘闷纳呆，神倦怯寒，肢冷浮肿，小便短少不利，舌体胖，质紫，苔淡白，脉沉细无力。

证机概要：脾肾阳虚，不能温运，水湿内聚。

治法：温补脾肾，化气利水。

代表方：附子理苓汤或济生肾气丸加减。前方由附子理中汤合五苓散组成，有温阳健脾、化气利水的作用，适用于脾阳虚弱，水湿内停者；济生肾气丸即金匮肾气丸加牛膝、车前子，有温补肾气、利水消肿的作用，适用于肾阳虚衰，水气不化者。

6. 阴虚水停证

腹大胀满，或见青筋暴露，面色晦滞，唇紫，口干而燥，心烦失眠，时或鼻衄，牙龈出血，小便短少，舌质红绛少津，苔少或光剥，脉弦细数。

证机概要：肝肾阴虚，津液失布，水湿内停。

治法：滋肾柔肝，养阴利水。

代表方：六味地黄丸合一贯煎加减。前方重在滋养肾阴，用于肾阴亏虚，腰酸、低热、口干等症；后方养阴柔肝，用于阴虚肝郁，胁肋隐痛、内热烦躁、舌红苔少之症。

二、中医护理

1. 起居调护

（1）冷暖适度，调节室内温度、湿度。室内温度一般以 18～21℃为宜，湿度以 50%～60%为宜，以患者个体感觉舒适为宜，避免直接吹风。

（2）保持室内舒适、整洁，光线柔和，不宜过强，有条件时白天可挂一层窗纱以降低室内的亮度。室内灯光布置最好不采用日光灯，且照射的方向不要直射患者。

（3）避免不良噪声，不要大声喧哗，保持室内安静。

（4）保持室内空气新鲜流通，避免不良气味。远离厨房油烟炒菜气味，防止烟尘及特殊气味的刺激。室内禁止吸烟，并劝患者戒烟。

（5）注意与呼吸道感染患者隔离。

（6）具有传染性时应执行消化道隔离。

（7）保持口腔清洁，用银花甘草液漱口，每日 3 次。

（8）养成良好的排便习惯，保持大便通畅。可以吃一些香蕉、番薯、桑葚、枇杷、萝卜、梨子、蜂蜜糖水等以通腑泄热。便秘者可遵医嘱睡前服用麻仁丸10g，或遵医嘱睡前用番泻叶6g泡水喝。

（9）床单保持整洁干燥，清洁无渣，以防潮湿、摩擦、排泄物刺激肌肤，可让患者直接卧于橡胶单上。床上用品及内衣、裤、鞋袜应选择宽松的纯棉制品，以免刺激皮肤使其瘙痒。

（10）保持皮肤和口腔清洁，协助患者用温水清洁皮肤，不用刺激性肥皂、浴液、勤换内衣；瘙痒者忌搔抓，应设法止痒，防止抓破皮肤引起感染，水肿部位禁针刺；进食后给予温水漱口，用软毛刷刷牙，防止牙龈受损引起出血。

（11）协助卧床患者做好基础护理，给予其生活上的照顾。如洗漱、饮食、大小便、个人卫生等，尽量满足患者的需要。调整生活用品摆放位置，使患者取用方便，减少寻找的体力消耗。

（12）病室宜整洁安静，卧床休息，注意保暖，防止外感。轻度腹水者尽量平卧，以增加肝肾血流量，大量腹水者取半卧位，以减少呼吸困难，必要时给予氧气吸入。长期卧床者保持床单清洁干燥，宜经常变换体位，定时协助翻身；背部及阴囊水肿患者，注意保护局部皮肤，预防压疮的发生。指导患者养成良好的卫生习惯，做好口腔护理，禁止抠鼻、剔牙，防止出血。躁动不安时，床边加护栏。保持大便通畅。

（13）生活起居有常，注意防寒保暖，保证充足的休息和睡眠。病情允许时可适度进行体育锻炼，如打太极拳等，以增强抗病能力，加速病体康复。

2. 饮食调护

饮食宜选用营养丰富而易于消化，宜高蛋白、低脂肪、低盐或无盐、无碱饮食，少量多餐，避免进食粗糙食物。每日控制摄水量，一般每日摄水量应保持在前一日尿量加500mL左右。忌生冷、油腻、煎炸、坚硬、辛辣、刺激性食物，禁烟、酒，以防损伤食管血管而致出血。饮食品种要可口并多样化，色香味美，进食时宜细嚼慢咽。指导患者培养良好的饮食习惯，安排合理就餐环境，室内清洁、舒适，以保持愉快的心情，促进食欲；对长期嗜烟酒的患者应劝其戒烟酒。但要注意臌胀晚期患者应忌食高蛋白饮食，以免血氨过高，出现肝性脑病（肝昏迷）等中毒反应，限制蛋白质的摄入。根据不同证型给予饮食指导。

（1）寒湿困脾：常食鲤鱼、鲫鱼、乌鱼、赤小豆、山药、薏米等健脾益肾之品。可用赤豆、薏苡仁、红枣适量煮烂加糖，每日吃一碗（即薏仁赤小豆红枣粥），或用陈皮泡水饮，忌生冷黏腻食物。

（2）湿热内蕴：饮食宜清淡、偏凉性，宜用滑利渗湿之品，以清热利湿为宜，可多食新鲜蔬菜和水果，以清热利尿，如冬瓜、葫芦、西瓜、黄花菜、鲫鱼、赤小豆、慈菇、芥菜、橘子、藕等。口燥心烦时，给予麦冬煎水代茶；小便短少者，可用白茅根30g，陈葫芦瓢30g，煎水饮用；便秘者多食蔬菜、水果，或饮用蜂蜜水。忌食肥甘厚味、质粗干硬及辛辣煎炸等助火动血之品。

（3）脾肾阳虚：饮食偏温热，勿食粗糙或坚硬食物，忌醇酒，控制食盐及水分摄入量。选食牛羊肉、黄鱼、鸡、南瓜、白扁豆、山药、胡桃、龙眼、大枣等。脾虚食后腹胀，宜少食或不食产气之品，如牛奶、豆类等。可食黄芪粥、党参粥、核桃仁粥等健脾益肾之品，辅以白扁豆、山药、莲子、核桃、栗子、龙眼、大枣、牛肉、鸡、鳝鱼等，忌生冷瓜果。或食用薏苡仁粥、鲤鱼赤小豆汤以温阳利水。尿量较多时可饮些橘汁以防失钾过多。食疗方：用活鲤鱼或乌鱼洗净，去鳞及肠杂，加姜、蒜、赤小豆适量，塞入鱼肚，放入砂锅内煮成浓汤，不放盐，吃鱼喝汤。

（4）肝肾阴虚：饮食易消化、富营养，宜稀、软之食品。选食润燥生津之品，如番茄、梨、荸荠、甘蔗、菠萝、杨梅、百合等，或多饮新鲜的果汁，如甘蔗汁、藕汁、梨汁、荸荠汁等，或用陈葫芦煎汤代茶。病情好转后可选食甲鱼、木耳、菠菜等煨汤，以滋补肝肾。

（5）气滞湿阻：饮食宜清淡、富营养、低脂、低盐或无盐的高蛋白，少食山芋、土豆、南瓜等胀气食品。可给冬瓜汤、赤豆汤、鲫鱼汤等利尿之品。常食青菜、豆腐、瘦肉、赤小豆等。可多食白萝卜、大蒜、柑橘、佛手、薏苡仁、山药、白扁豆等理气健脾食物。勿过饱，宜少食多餐，限制进水量。

（6）肝脾血瘀：宜多食行气活血之品，如萝卜、橘子、山楂等；宜进高蛋白、低脂肪、易消化的食物，如瘦肉、猪肝、鱼、蛋类。选食薏苡仁、莲子等健脾之物。大枣鳖鱼汤有行气活血之效。有出血时可暂禁食或酌情给予无渣流食，好转后宜食木耳、红枣、藕汁等清润养血之物。

饮食宜低盐或无盐，以半流质、无渣饮食为主，忌辛辣、煎炸、坚硬之品，以防助热伤络，控制摄水量。气滞湿阻者宜食疏利之品，如柑橘、佛手、赤小豆、白扁豆等；水湿困脾者宜食健脾利湿之品，如山药、薏苡仁、鲫鱼、赤小豆等，忌生冷、黏腻之物；水热蕴结者宜食清热利湿之品，如冬瓜、鲤鱼、赤小豆等；瘀结水停者宜食行气活血之品，如萝卜、橘子、桃仁等；阳虚水盛者宜食健脾益肾之品，如山药、黑鱼汤、鲫鱼汤、薏苡仁、赤小豆、白扁豆等，忌生冷瓜果；阴虚水停者宜食凉润生津之品，如梨、藕、银耳等，或滋阴润燥之品，如甲鱼、淡菜、黑木耳等。

3. 情志调护

（1）正确评估患者的心理状况，耐心细致地进行安慰，消除患者的恐惧忧虑情绪，避免不良情志刺激，使患者能安心治疗。

（2）对患者态度和蔼可亲，帮助患者取得家庭和单位的支持，做好解释工作，使患者心情愉快、舒畅，安心休养。

（3）向患者宣传本病的有关知识，介绍成功的病例，增强患者信心。

（4）关心体贴患者，多与患者交谈，掌握患者的情况，讲明本病和情志的关系，消除易怒、烦躁、忧虑、恐惧的心理，改善其心身状态。

（5）鼓励患者讲出自己的真实想法和要求，耐心解答患者提出的问题，用科学知识解除患者的迷惑，保持平和的心态。

（6）教会患者遇有不良刺激时进行自我调适的方法，如转移法，控制自己的思想，将思维集中到另一件轻松、愉快的事情上。介绍一些能增加舒适和松弛的方法，如读书读报、下棋、听音乐广播、看电视、聊天、深呼吸、做气功、打太极拳，做松弛术、瑜伽术、催眠术等。

（7）本病多迁延不愈，反复发作给患者带来烦恼痛苦、悲观失望，若兼七情刺激，更容易加重病情，故应向患者说明本病和情志的关系，消除易怒、烦躁、忧虑、恐惧心理，鼓励其积极配合治疗。指导患者进行自我情志调适。

4. 用药调护

（1）中药汤剂宜浓煎，少量多次服用。口服药丸，或将药片研末吞服。

（2）长期或大量使用利尿剂者，可多食荔枝、柑橘、西瓜、梅汁等含钾高的食物，补充钾盐的摄入。应注意有无电解质紊乱，及时补充钾盐，防止发生低钾血症。

（3）服用逐水药或攻下药的患者，应严格执行其处理原则和方法，并注意观察药效反应，认真做好护理措施。加强服药前后对血压、腹围、脉搏、体重的观察。认真记录服药后腹泻的起始及终止时间，腹泻的次数、颜色、性质和总量。

（4）皮肤瘙痒时遵医嘱给予抗组胺药，外搽止痒酊，或用飞扬草、地骨皮等祛湿毒的中药煎水洗澡。

（5）服攻下逐水药时间应在早晨空腹时，装胶囊或用大枣汤送服，1次服用或1小时内分次服下。药后以泻下稀水为佳，一般5～6次即止，泻后可进食稀粥。药后安静休息，2～3小时可进食。

（6）中病即止，攻逐药剂量不可过大，时间不宜过久，以免损伤脾胃，引起昏迷、出血之变。而对正虚体弱、黄疸日渐加深，有发热、出血倾向者，均不宜使用。

（7）水湿困脾、阳虚水盛、瘀结水留者，汤剂宜温热服。水热蕴结、阴虚水停者汤剂宜凉服。泻下剂、逐水药以攻伐为主，易伤正气，用时应中病即止。汤剂宜浓煎，少量频服，药后注意观察排泄物的性状、量、色及次数，若见泻下太过而致虚脱，或有呕吐频繁、腹痛剧烈等症状，应立即停药并告知医生。

5. 病时调护

（1）密切观察腹胀、尿少等情况，协助患者准确记录24小时出入量，定期测腹围、体重和血压。适当控制饮水量。

（2）观察患者腹大的程度，腹壁皮肤的色泽、脉络显露的情况。

（3）观察患者全身情况，如神志、尿量、呼吸、气味等，并做好记录。

（4）观察攻下逐水药用药后的反应，有无呕吐、腹痛、腹泻。如见腹痛剧烈、冷汗出、烦躁不安者，及时去医院就诊。

（5）注意观察患者腹胀的程度、腹水的消长情况，每日测量腹围1次，定时观察体重变化。

（6）注意观察有无以下并发症，并根据病情做好急诊的准备。有无出血倾向，如齿衄、鼻衄、吐血、便血、皮下出血等现象；有无神志意识的改变，如神情淡漠，或烦躁不安，嗜睡、抽搐，以及肝臭味，一旦出现，均为病情恶化之兆，应立即采取抢救措施。

（7）腹水量少时，可适当活动，但不宜疲劳。病情较重者，以卧床休息为主，腹水量多而致呼吸困难者，取半卧位，有条件者给予气垫床，经常按摩受压部，防止褥疮。

（8）重症患者应卧床休息，对腹胀痞满、胸闷气促者，可取半卧位，必要时给予氧气吸入，轻者可适当活动。腹水严重者应严格控制钠和水的摄入，每日饮水量不得超过1000mL，食盐摄入量控制在2g以下。

（9）鼻衄时应取平卧位，头向后仰，鼻根部、额部冷敷（置冷毛巾或冰袋），也可用棉球蘸云南白药、明胶海绵塞鼻，或遵医嘱针刺少商、合谷等穴。齿衄时，可用银花甘草水漱口，亦可用黑山栀粉或马勃粉止血，或用藕节炭、白茅根煎水代茶饮。禁止挖鼻孔、剔牙。

（10）保持大便通畅，便秘时遵医嘱给予大黄粉5g吞服，或口服蜂蜜、麻仁丸10g，或用生理盐水或用食醋加水（3∶1）灌肠，忌用肥皂水灌肠。

（11）寒湿困脾实胀者，可在腹部以脐为中心呈十字形（即上下左右）艾灸30分钟；气滞湿阻实胀者，可用大蒜、车前草各15g，捣烂贴脐，每日1剂；脾肾阳虚胀满者，可艾灸关元、神阙、中极穴，理气宽胀，或施以腹部热敷法、盐熨法、葱熨法等，不宜针刺；肝肾阴虚者宜针不宜灸，忌温热疗法，如药熨、熏蒸等。

（12）密切观察腹胀及腹水消长情况，观察尿量，协助患者准确记录

24 小时液体出入量，定期测腹围、体重和血压。注意观察有无出血倾向，观察呕吐物、排泄物的变化，并观察神志、面色、脉搏、血压、蜘蛛痣、腹壁静脉曲张等变化。出血患者应观察出血量、色、质，有无头晕、心悸等症状。若见患者有性格改变、举止反常、动作缓慢、睡眠异常等肝性脑病先兆表现，应及时报告医生处理。

6. 中医护理适宜技术

（1）以甘遂 9g，甘草 3g，共研细末，加生姜捣泥，和匀，敷于脐部，隔日 1 次。用于顽固性腹水，有利水的作用。

（2）以刺蒺藜 200g 煎水，洗脐腹部，每日 4 次。有疏肝解郁的作用，适用于腹水胀满、胸胁不舒的患者。

（3）可用麝香、甘遂捣烂，敷贴于脐部，以利水消胀，实证加用大黄、莱菔子、芒硝等，虚证加用黄芪、附子、肉桂等。也可行艾灸、中药灌肠、中药药熨等。脾肾阳虚者，取神阙、关元、中极等穴隔姜或隔附子灸，或施以腹部热敷法、盐熨法、葱熨法等。水热蕴结者，保持大便通畅，可食蜂蜜或缓泻剂，指导患者每日饭后按顺时针方向做腹部按摩，促进肠蠕动。

7. 预防调护

（1）居室洁净，生活规律，调适寒温。

（2）饮食宜低盐或无盐，以防助邪。合理营养，以"热不炙唇，冷不振齿"为宜。忌酒，对曾患过黄疸的患者更应忌饮。忌辛辣、坚硬之物，防其助热伤络。忌暴食。

（3）避免情志所伤和劳欲过度，怡情适怀，安心静养。

（4）在血吸虫地区，避免与疫水接触，做好防护措施。注意避免接触或食用对肝有毒的物质。

（5）积极治疗胁痛、黄疸、积聚等疾患，早期预防病毒性肝炎及各种传染病、寄生虫病。

/ 第十八章 / 头 痛

头痛是临床常见的自觉症状，可单独出现，亦见于多种疾病的过程中。本节所讨论的头痛，是指因外感六淫、内伤杂病而引起的，以头痛为主要表现的一类病证。若头痛属某一疾病过程中所出现的兼症，不属本节讨论范围。

头痛可见于西医学内、外、神经、精神、五官等各科疾病中。本章所讨论的主要为内科常见的头痛，如血管性头痛、紧张性头痛、三叉神经痛、外伤后头痛、部分颅内疾病、神经官能症及某些感染性疾病，五官科疾病的头痛等可参照本章内容辨证施治。

一、中医辨证论治

（一）外感头痛

1. 风寒头痛

头痛连及项背，常有拘急收紧感，或伴恶风畏寒，遇风尤剧，口不渴，苔薄白，脉浮紧。

证机概要：风寒外袭，上犯巅顶，凝滞经脉。

治法：疏散风寒止痛。

代表方：川芎茶调散加减。本方疏风散寒止痛，主要用于风寒上犯清空所导致的头痛。

2. 风热头痛

头痛而胀，甚则头胀如裂，发热或恶风，面红目赤，口渴喜饮，大便不畅，或便秘，溲赤，舌尖红，苔薄黄，脉浮数。

证机概要：风热外袭，上扰清空，窍络失和。

治法：疏风清热和络。

代表方：芎芷石膏汤加减。本方清热散风止痛，可用于风热上扰头窍而致的头痛。

3. 风湿头痛

头痛如裹，肢体困重，胸闷纳呆，大便溏薄，苔白腻，脉濡。

证机概要：风湿之邪，上蒙头窍，困遏清阳。

治法：祛风胜湿通窍。

代表方：羌活胜湿汤加减。本方祛风胜湿，用于风湿困遏所致之头痛。

（二）内伤头痛

1. 肝阳头痛

头昏胀痛，两侧为重，心烦易怒，夜寐不宁，口苦面红，或兼胁痛，舌红苔黄，脉弦数。

证机概要：肝失条达，气郁化火，阳亢风动。

治法：平肝潜阳息风。

代表方：天麻钩藤饮加减。本方平肝息风潜阳、补益肝肾，可用于肝阳偏亢，风阳上扰而引起的头痛、眩晕等。

2. 血虚头痛

头痛隐隐，时时昏晕，心悸失眠，面色少华，神疲乏力，遇劳加重，舌质淡，苔薄白，脉细弱。

证机概要：气血不足，不能上荣，窍络失养。

治法：养血滋阴，和络止痛。

代表方：加味四物汤加减。本方养血调血、柔肝止痛，可用于治疗因血虚头窍失养而引起的头痛。

3. 痰浊头痛

头痛昏蒙，胸脘满闷，纳呆呕恶，舌苔白腻，脉滑或弦滑。

证机概要：脾失健运，痰浊中阻，上蒙清窍。

治法：健脾燥湿，化痰降逆。

代表方：半夏白术天麻汤加减。本方燥湿化痰、平肝息风，用于治疗脾虚生痰，风痰上扰清空所导致的头痛。

4. 肾虚头痛

头痛且空，眩晕耳鸣，腰膝酸软，神疲乏力，滑精带下，舌红少苔，脉细无力。

证机概要：肾精亏虚，髓海不足，脑窍失荣。

治法：养阴补肾，填精生髓。

代表药：大补元煎加减。本方功能滋补肾阴，可用于肾精亏虚、肾阴不足证。

5. 瘀血头痛

头痛经久不愈，痛处固定不移，痛如锥刺，或有头部外伤史，舌紫黯，或有瘀斑、瘀点，苔薄白，脉细或细涩。

证机概要：瘀血阻窍，络脉滞涩，不通则痛。

治法：活血化瘀，通窍止痛。

代表方：通窍活血汤加减。本方活血化瘀、通窍止痛，可用于瘀血阻滞脉络所造成的头部刺痛、唇舌紫黯诸症。

二、中医护理

1. 起居调护

（1）冷暖适度，调节室内温度、湿度。室内温度一般以 18 ～ 21℃为宜，湿度以 50% ～ 60% 为宜，以患者个体感觉舒适为宜，避免直接吹风。

（2）保持室内舒适、整洁，光线柔和，不宜过强，有条件时白天可挂一层窗纱以降低室内的亮度。室内灯光布置最好不采用日光灯，且照射的方向不要直射患者。

（3）避免不良噪声，不要大声喧哗，保持室内安静。

（4）保持室内空气新鲜流通，避免不良气味。远离厨房油烟炒菜气味，防止烟尘及特殊气味的刺激。室内禁止吸烟，并劝患者戒烟。

（5）注意与呼吸道感染患者隔离。

（6）保持口腔清洁，用银花甘草液漱口，每日3次。

（7）养成良好的排便习惯，保持大便通畅。可以吃一些香蕉、番薯、桑葚、枇杷、萝卜、梨子、蜂蜜糖水等以通腑泄热。便秘者可遵医嘱睡前服用麻仁丸10g，或遵医嘱睡前用番泻叶6g泡水喝。

（8）病室应安静、整洁、空气新鲜。风热头痛者室温不宜过高，光线应柔和；风湿头痛者病室应温暖、干燥；风寒头痛者病室应温暖，恶风严重时可用屏风遮挡。头痛重者需卧床休息，待疼痛缓解后方可下床活动。平时应保证睡眠充足，避免用脑过度，酌情进行体育锻炼，注意劳逸结合，养成起居规律的生活习惯。肾虚、血虚伴有头晕者，外出需有人陪同，防跌倒。

（9）慎起居，劳逸结合，保证充足睡眠。加强锻炼，增强体质。生活中注意安全，避免外伤。怡养性情，保持乐观情绪。

2. 饮食调护

饮食宜选用清淡、富营养、易消化的流质或半流质食品。多食蔬菜水果，如核桃、黑芝麻、豆类、蛋类等，忌食肥甘、辛辣、煎炸、不易消化、刺激性食物和动火之物，以及烟酒。可选用天麻炖猪脑，或黄芪粥、党参粥、苡仁粥、龙眼红枣粥、猪脑羹、莲子红枣粥等。根据不同证型给予相应饮食指导。

（1）风热头痛：多食水果和清凉饮料，进食半流质清淡饮食。多饮水，可饮鲜芦根水；也可取豆豉30g，生姜4片，连须葱头5根，烧枣5枚，食盐少许，煎水热服。外感头痛者膳食应清淡、易消化，慎用补虚之品；风寒头痛者宜食有助于疏风散寒的食物，如生姜、葱白、大蒜等，可食用防风粥，忌食生冷油腻之品；风热头痛者宜食具有清热泻火作用的食物，如绿豆、苦瓜、生梨等，可食用葛根粥，忌食辛辣、香燥之品。

（2）风湿头痛：饮食忌生冷，可水煎川芎6g，取汁调入红糖代茶饮。风湿头痛者忌生冷、油腻、甘甜等助湿生痰之品，可用荷叶、藿香、佩兰等水煎代茶饮，以芳香化湿。

（3）肝阳上亢：应忌葱、蒜、辣椒等辛辣之品，平时可多吃马兰头、海带、紫菜等，常饮菊花茶。食疗方：菊花、桑叶共煎取汁，入粳米煮粥，每日1～2次，可养肝明目、清热息风。冰糖醋：食醋1000mL，放入冰糖500g融化，每餐后饮一汤匙，可抑制肝阳上亢。气血亏虚者饮食应注意营养，多食血肉有情滋补之品，如瘦肉、蛋类、奶类等以补养气血，忌食辛辣、生冷之品。

（4）血虚头痛：应加强营养，多食血肉有情之品以补益气血，如动物血、动物肝脏、禽蛋等。食疗方如荔枝大枣粥：荔枝、大枣各5枚，粳米50g，加水3000mL，入砂锅煮，待温热时空腹服，用于头晕、头痛。

（5）形体肥胖、痰湿较盛患者，饮食更宜清淡，应少食膏粱厚味，控制饮食量。

（6）肝肾阴虚者宜多食补肾填精之物，如核桃、芝麻、黑豆、甲鱼等，忌辛辣、刺激及烟酒。

（7）加强饮食调养，饭后勿急跑或做其他剧烈活动。

3. 情志调护

（1）耐心疏导、安慰，稳定患者情绪，使其正确对待自身疾病，积极配合治疗。

（2）患者应了解头痛的原因，使其对自己的疾病有正确的认识，减轻焦虑和恐惧心理，消除紧张情绪。

（3）关心体贴患者时应态度和蔼、语言亲切，消除患者的思想顾虑。多给予患者温暖和支持。

（4）情志变化可诱发或加重头痛，头痛患者常伴有恼怒、忧伤等负性情绪。指导患者消除不良情绪，保持心情舒畅，以积极的态度和行为配合治疗。血虚头痛者睡前应放松，避免不愉快的交谈和情绪激动，卧时枕头不宜过高。积极疏导患者，使其了解情志调摄对疾病康复的重要性。

4. 用药调护

（1）外感风寒头痛者，汤药不宜久煎，宜热服，服后可饮热粥或热饮，以助药力；头痛较轻者，可服生姜红糖茶。风热头痛者汤药宜温服，兼有便秘者，可服黄连上清丸5g，每日2次，通腑泄热。肝阳上亢而致头痛者，可服龙胆泻肝丸5g，每日3次，可用菊花6g，决明子10g，泡水代茶。瘀血头痛，可用白芷、川芎粉各2g，水煎服，或用全蝎粉、蜈蚣粉各0.6g顿服。

中药汤剂一般宜温服，外感头痛多用疏散外邪的中药，汤药不宜久煎，以温热服为好，服药后稍加衣被，并进适当的热饮料或热粥，助其微微汗出，以助药力。风湿头痛者服药后宜食薏苡仁粥以助药力。治疗内伤头痛，汤剂宜久煎，以利于有效成分的析出，宜空腹服药。瘀血头痛、痛有定处者，可用全蝎粉、蜈蚣粉冲服。肾阴不足者可服六味地黄丸，以补肝益肾；肾阳不足者可服金匮肾气丸，以温阳补肾；瘀血阻络者可用血府逐瘀汤，以活血理气、通络止痛。

（2）按医嘱服药，注意药物的不良反应，了解药物依赖性或成瘾性等特点，如大量使用止痛剂，可能导致药物依赖。

（3）按医嘱正确规范用药，及时彻底治疗疾病。慢性病患者要按医嘱坚持服药治疗，不要自行中断。

5. 病时调护

（1）注意观察头痛的性质、部位、程度和持续时间。大抵太阳经头痛，多在头后部，下连于项；阳明经头痛，多在前额部及眉棱等处；少阳经头痛，多在头之两侧，并连及耳部；厥阴经头痛，则在巅顶部位，或连于目等。瘀血头痛，则多刺痛、钝痛、固定痛，或有头部外伤史及久痛不愈史；痰浊头痛，常见恶心呕吐。

观察疼痛的部位、性质、程度、发作时间，与气候、饮食、情志、劳倦等的关系。风寒头痛者，多头痛剧烈且痛连项背；风热头痛者，头胀痛如裂；风湿者，头痛如裹；头胀痛兼见目眩者，多为肝阳上亢；瘀血头痛者，多为刺痛、钝痛，痛处固定不移；夹痰者，常见昏痛、胀痛；阴虚而致的头痛，其疼痛性质多表现为空痛、隐痛；气血亏虚所致的头痛常头痛绵绵；肝肾阴虚所致的头痛则为头痛且空。头痛发作有停时，多为内伤头痛。风热头痛者要注意观察发热与头痛的关系。痰浊头痛伴眩晕较甚者，变动体位时动作宜缓慢，随时观察病情变化。密切观察神志、瞳孔、血压、呼吸、脉搏、面色、四肢活动等变化，如出现异常，应及时采取措施。观察头痛的伴随症状，有无畏寒发热或高热，有无贫血现象，若头痛屡发，经久不愈，且进行性加剧，伴恶心呕吐、视力减退等症状，应注意观察有无神经系统的定位体征。

（2）注意头痛的不同特点，同时结合整体情况，辨证与辨病相结合，排除器质性病变，或其他疾病恶化的先兆。

（3）密切观察并积极治疗引起头痛的原发疾病，如五官、口腔疾病及高血压。

（4）仔细观察头痛的部位、发作程度、诱发因素和持续时间等，并做好详细记录。

（5）头痛急性发作期宜卧床休息，避免劳累或用脑过度，保证充足的睡眠。

（6）按摩或针刺印堂、太阳、百会、合谷等穴位，或擦风油精、清凉油，或做头部穴位按摩，选攒竹、鱼腰、太阳或阿是穴等以减轻疼痛。

（7）外感风寒头痛，头部要注意保暖，可戴帽子或扎围巾以减轻疼痛。

（8）尽量减少患者头部的转侧活动，不宜突然猛转头。

（9）指导患者自我放松，如缓慢深呼吸、散步、听轻音乐和练气功等，进行生物反馈治疗、理疗等以止痛。

6. 中医护理适宜技术

（1）简方：蚕砂 15g，生石膏 30g，共为细末，用醋调为糊状，敷于前额，每日1次，3～5天为1个疗程，适用于外感风热头痛。

大蒜捣烂取汁，滴鼻，每日2次，每次2滴，如流泪则头痛可以减轻，适用于偏正头痛。

决明子100g，炒研为末，以茶水调敷于太阳穴，药干则换之，反复多次，适用于烦躁易怒、眠而不安。

川芎、白芷各3g，茶叶6g，共为细末，白开水冲泡，每日1次，用于外感头痛。

贯众10～15g泡水代茶饮；或野菊花10～15g，桑叶10g，泡茶饮。

（2）穴位按摩：按摩印堂、太阳、玉枕、风池穴，视发作时病情轻重，可选择其中一两个穴位，也可配合他穴，一般用点按法或指揉法，每穴10～20次，于每晚睡前按摩。

（3）针刺方法：头痛者可针刺太阳、风池、合谷、大椎等穴。前额痛加刺印堂、攒竹、内庭；偏头痛加刺头维、外关、列缺、足临泣；枕后头痛加刺天柱、后溪、涌泉。按摩印堂、头维、百会、风池、太阳、鱼腰等穴位，以舒经活络、疏通血脉而止痛。

（4）其他方法：风寒头痛发作时，可用清凉油涂擦，或用生姜切片贴太阳穴，或用开天门法作头部按摩，鼻塞流涕者，可热敷迎香穴；肝阳头痛伴灼热者，局部可用清凉油外擦或头部冷敷；风热头痛，发热时不宜用冰水或冰块降温，以免妨碍风热之邪的表散；瘀血头痛，痛有定处者，可进行药熨法或穴位封闭疗法。根据不同的证候选用耳穴疗法、体针疗法、耳络放血疗法等。便秘者可用开塞露或大黄泡水饮用。

7. 预防调护

（1）避免可能诱发或加重头痛的因素，如情绪紧张、饮酒等，预防感冒。

（2）保证充足的睡眠和休息，可避免或减少头痛的发生。

（3）防止外伤，有外伤时应采取恰当方法及时治疗，减少血阻脑络的机会，这是预防头痛的积极措施。

（4）注意心理调节，避免不良精神刺激，如气愤、紧张、过度兴奋、激动等。保持心理平衡，情绪愉快，避免惊吓，控制头痛发作。

（5）感冒流行季节，可每日或隔日用食醋熏蒸室内。每立方米空间用食醋 10mL，加水稀释 2 倍，加热熏蒸 2 小时。或取中药大青叶、板蓝根、贯众各 30g，水煎代茶饮。

（6）指导患者了解头痛发生的原因、护理方法等，积极治疗原发病。

眩是指眼花或眼前发黑，晕是指头晕甚或感觉自身或外界景物旋转。二者常同时并见，故统称为"眩晕"。轻者闭目即止；重者如坐车船，旋转不定，不能站立，或伴有恶心、呕吐、汗出甚则昏倒等症状。

眩晕是临床常见症状，可见于西医的多种疾病。凡梅尼埃病、高血压病、低血压、脑动脉硬化、椎－基底动脉供血不足、贫血、神经衰弱等，临床表现以眩晕为主症者，均可参考本章有关内容辨证论治。

一、中医辨证论治

1. 肝阳上亢证

眩晕，耳鸣，头目胀痛，口苦，失眠多梦，遇烦劳郁怒而加重，甚则仆倒，颜面潮红，急躁易怒，肢麻震颤，舌红苔黄，脉弦或数。

证机概要：肝阳风火，上扰清窍。

治法：平肝潜阳，清火息风。

代表方：天麻钩藤饮加减。本方平肝潜阳、清火息风，可用于肝阳偏亢，风阳上扰而导致的眩晕。

2. 气血亏虚证

眩晕动则加剧，劳累即发，面色㿠白，神疲乏力，倦怠懒言，唇甲不华，发色不泽，心悸少寐，纳少腹胀，舌淡苔薄白，脉细弱。

证机概要：气血亏虚，清阳不展，脑失所养。

治法：补益气血，调养心脾。

代表方：归脾汤加减。本方补益气血、健脾养心，主治因心脾两虚，气血不足而导致的眩晕等。

3. 肾精不足证

眩晕日久不愈，精神萎靡，腰酸膝软，少寐多梦，健忘，两目干涩，视力减退；或遗精滑泄，耳鸣齿摇；或颧红咽干；五心烦热，舌红少苔，脉细数；或面色㿠白，形寒肢冷，舌淡嫩，苔白，脉弱尺甚。

证机概要：肾精不足，髓海空虚，脑失所养。

治法：滋养肝肾，益精填髓。

代表方：左归丸加减。本方滋阴补肾、填精补髓，主治因肾精不足，髓海失养而导致的眩晕。

4. 痰湿中阻证

眩晕，头重昏蒙，或伴视物旋转，胸闷恶心，呕吐痰涎，食少多寐，舌苔白腻，脉濡滑。

证机概要：痰浊中阻，上蒙清窍，清阳不升。

治法：化痰祛湿，健脾和胃。

代表方：半夏白术天麻汤加减。本方燥湿化痰、平肝息风，用于治疗脾虚湿盛，风痰上扰之眩晕。

5. 瘀血阻窍证

眩晕，头痛，兼见健忘，失眠，心悸，精神不振，耳鸣耳聋，面唇紫黯，舌暗有瘀斑，脉涩或细涩。

证机概要：瘀血阻络，气血不畅，脑失所养。

治法：祛瘀生新，活血通窍。

代表方：通窍活血汤加减。本方活血化瘀、通窍止痛，用于治疗跌仆外伤，瘀阻头窍而导致的眩晕、头痛诸症。

二、中医护理

1. 起居调护

（1）室内可放置花、盆景，创造良好的环境。

（2）冷暖适度，调节室内温度、湿度。室内温度一般以 18～21℃为宜，湿度以 50%～60% 为宜，以患者个体感觉舒适为宜，避免直接吹风。

（3）保持室内舒适、整洁，光线柔和，不宜过强，有条件时白天可挂一层窗纱以降低室内的亮度。室内灯光布置最好不采用日光灯，且照射的方向不要直射患者。

（4）避免不良噪声，不要大声喧哗，室内保持安静。

（5）保持室内空气新鲜流通，避免不良气味。远离厨房油烟炒菜气味，防止烟尘及特殊气味的刺激。室内禁止吸烟，并劝患者戒烟。

（6）注意与呼吸道感染患者隔离。

（7）保持口腔清洁，用银花甘草液漱口，每日 3 次。

（8）养成良好的排便习惯，保持大便通畅。可以吃一些香蕉、番薯、桑葚、枇杷、萝卜、梨子、蜂蜜糖水等以通腑泄热。便秘者可遵医嘱睡前服用麻仁丸 10g，或遵医嘱睡前用番泻叶 6g 泡水喝。

（9）指导眩晕患者平时动作宜轻、柔、缓，在卧位或蹲位时不可猛然起立，以免发生眩晕、跌仆。

（10）保持大便通畅，养成定时排便的习惯。

（11）居室光线柔和，温湿度适宜，避免强光和噪声刺激。重者卧床休息，轻者可闭目养神。指导患者变换体位或蹲、起、站立时应动作缓慢，避免头部过度动作，下床活动时要陪护在旁，防止发生意外。肝阳上亢、肾精不足者居处宜凉爽；气血亏虚、瘀血阻窍者居处室温稍偏高，应做好保暖工作，预防感冒；痰浊中阻者居处宜干燥、温暖。劳逸结合，保证充足睡眠，适当进行体育锻炼，增强体质。

（12）注意劳逸结合，适当锻炼，增强体质。避免从事繁重的脑力和体力劳动，不宜从事高空作业的工作。因颈椎病引起眩晕的患者，不宜伏案过久，不宜睡卧高枕。平素避免做头部旋转动作，外出时不宜乘坐高速车、船。

2. 饮食调护

饮食宜清淡、少盐、富营养、易消化的流质或半流质。多食新鲜蔬菜、水果、瘦肉、豆类，如红枣、山药、木耳、海带、紫菜、芹菜、山楂、核桃等。忌食肥腻、辛辣、煎炸、不易消化、刺激性食物和动火之物及烟酒。虚弱者应适当增加营养，肥胖或有高血压者应适当控制饮食。常服的粥食如枸杞粥、菊花粥、桑葚粥等。可根据不同证型给予相应的饮食指导。

（1）肝阳上亢：饮食宜清淡、低盐、素食为佳。平时多食新鲜蔬菜，如菊花脑、芹菜、萝卜、紫菜、淡菜、芥菜、豆制品、海带、海蜇等，可多吃新鲜的水果，如西瓜、梨等，应忌辛辣刺激、煎炸、肥甘厚味、动物内脏、公鸡肉、猪头肉等动风之品，戒烟酒。食疗方：可将荷叶1张加水、鸡蛋2个共煮，至蛋熟，去壳后再煮1小时，加红糖适量融化，每日2次，吃蛋喝汤，可缓解头胀痛、眩晕。肝阳上亢者，宜多食平肝降火、清利头目之品，如菊花、芹菜、萝卜等；可常食芹菜粥，或直接以芹菜凉拌佐食。

（2）痰浊中阻：饮食宜清淡、半流质，少量多餐，忌食荤腥、油腻、生冷和肥甘厚味。忌烟酒。痰湿中阻者，饮食应限盐，多食降火祛痰、健脾运湿之品，如芹菜、白菜、冬瓜、赤小豆等；可食荷叶粥，以升清降浊。

（3）气血亏虚：饮食宜富营养、易消化及血肉有情之品，如猪肝、蛋类、奶类、鱼类、瘦肉、猪血、黑芝麻、山药、黑木耳、红枣、桂圆等。或用天麻20g，煨母鸡1只（1kg左右）食用。也可食黄芪粥、党参粥、薏米粥、莲子红枣粥等健脾益气养血之品，忌食生冷。食疗方：可用艾叶50g，黑豆30g，鸡蛋1个，共煮至蛋熟，每日1剂，连服10日。气血亏虚者，宜多食益气补血之品，如鸡肉、蛋类、鱼类、瘦肉、猪血及大枣、龙眼、黑芝麻等，忌食生冷。

（4）肾精不足：饮食有节，多食补肾填精之品，如核桃、黑芝麻、百合、猪腰子等。阴虚者可饮鲜藕汁、芦根水等。食疗方：枸杞子10g，入锅内，加水300mL，煎至200mL，滤取药汁，然后用药汁煮沸，冲泡茶叶30g，加红糖调味，温服，每日1剂，连服10日。肾阴不足者，应多食填精补髓、滋阴潜阳之品，如黑豆、芝麻、淡菜、龟肉等，忌食动火生阳之品，如辣椒、醪糟、葱、姜等。

3. 情志调护

（1）保持情绪平稳，尤其肝阳上亢者，应避免暴怒等不良刺激，以防发展为中风。

（2）患者眩晕发作时，家人应安慰患者，以消除患者的紧张恐惧心理。

（3）向患者讲解疾病知识，讲明引起疼痛和排尿异常的原因，使其对自己的疾病有正确的认识，减轻焦虑和恐惧等引起的心理压力，消除紧张情绪。

（4）理解患者，耐心倾听其诉说，鼓励其说出产生焦虑、恐惧的原因，进行有效的心理疏导。

（5）向患者介绍疾病的治疗手段、方法和治愈率等，邀请病愈者谈亲身体会，以增强患者战胜疾病的信心，愉快接受治疗护理。

（6）指导患者自我调控情志的方法，避免易引发恼怒的环境。鼓励患者抒发心中的郁闷和不快，缓解、改善不良情绪。肝阳上亢者，情绪易激动，应指导患者移情易性，减轻患者的精神压力；肾虚者，避免引起其不必要的惊恐。

（7）学会自我调节情绪，切忌忧思恼怒，以免诱发或加重眩晕，甚至引发中风。重视对原发病的治疗，严格遵医嘱服药，不得擅自增减药量。

4. 用药调护

（1）眩晕呕吐甚时，汤药宜少量多次频服，可在服药前口含鲜生姜，或滴几滴姜汁于舌上。

（2）指导患者严格遵照医嘱服药，如降压药、降糖药，不得擅自增减，以防发生血压过高、过低，低血糖等而出现眩晕。

（3）如眩晕定时发作，可在发作前1小时服药。呕吐严重者，可将药液浓缩，少量频服。服中药后静卧1小时，使药物通达周身而起效。

（4）中药汤剂一般宜温服，观察用药后反应。眩晕发作时暂停服用中药汤剂。肝阳上亢者汤药宜凉服；气血亏虚者宜温服；补益药宜早晚温服；痰湿眩晕伴呕吐者，可用姜汁数滴滴舌后，少量频服中药。服药后观察疗效、有无不良反应。

5. 病时调护

（1）注意观察眩晕发作的时间、程度、诱发因素、伴发症状及血压、舌苔、脉象等的变化。

（2）观察眩晕发作的先兆症状，如胸闷、泛泛欲吐、视物模糊等。

（3）密切观察病情，定时测量血压，注意血压变化，警惕中风先兆。如出现剧烈头痛、呕吐、视物模糊、语言謇涩、肢体麻木、血压持续上升或胸闷、胸痛、冷汗等，应考虑中风、厥脱之危象，迅速报告医生，及时处理。

（4）密切观察呕吐的时间、次数，呕吐物的色、质、量、气味，以及伴随症状、与眩晕的关系，必要时留标本送检。

（5）眩晕轻者，可适当活动，但不宜过度疲劳，应有充足的睡眠。眩晕急性发作时，宜卧床休息，闭目养神，减少头部转动，切勿摇动床架。症状缓解后方可下床活动，动作应缓慢，防止起立行走跌倒。眩晕严重时需卧床休息，改变体位时动作要缓慢，少做旋转、弯腰动作。

（6）发作时出现恶心、呕吐者，家人可轻拍其背部。吐后用温水漱口，必要时可指压双侧内关、合谷、足三里等穴，以降逆止呕，并及时清除呕吐物，更换污染衣被，以免恶性刺激。

（7）安置合适体位，因颈椎病而致眩晕者，应避免长时间伏案工作，不宜睡高枕，选用合适枕头，仰卧时宜低，侧卧时与肩等高，并注意保暖。

（8）眩晕伴有恶心呕吐、出冷汗、头痛、肢体发麻、语言不利、胸闷、胸痛、心悸及全身乏力等症状时，应及时就诊，以防并发症或中风、厥脱等危重症。

6. 中医护理适宜技术

眩晕发作时，可按揉风池、风府、太阳、百会等穴；或取内耳、额、枕、神门、肝、脾等穴，用王不留行子行耳穴贴压。气血亏虚者可用艾条灸百会穴；肝阳上亢者可用三棱针点刺头维、太阳、耳尖放血；若伴有头痛实证者，可用皮肤针于太阳、印堂、百会等穴点刺，出血数滴，以缓解症状；眩晕伴恶心、呕吐者，可指压内关穴。高血压引起的眩晕，可用双手揉搓耳郭降压沟。

7. 预防调护

（1）增强体质，避免和消除各种导致眩晕发病的因素。如保持心情舒畅、乐观，防止七情刺激；锻炼身体，可做气功、打太极拳、练八段锦等。

（2）平时注意劳逸结合，节制房事，修身养性，不宜长期过度疲劳。

（3）积极治疗原发病症，如高血压、贫血、脑部病变，及早消除眩晕。

（4）眩晕患者恢复后不宜高空作业，避免游泳、乘船及各种旋转大的动作，必要时服用茶苯海明（晕海宁）类药物，或用贴脐等以预防发作。

（5）避免突然或剧烈的头部运动，可减少眩晕的发生。

（6）饮食宜定时定量，忌暴饮暴食和食肥甘厚味，或过咸伤肾之品，戒烟酒。

中风是以猝然昏仆、不省人事、半身不遂、口眼㖞斜、语言不利为主症的病证。病轻者可无昏仆而仅见半身不遂及口眼㖞斜等症状。

根据中风的临床表现特征，西医学中的急性脑血管疾病与之相近，包括缺血性中风和出血性中风，如短暂性脑缺血发作、局限性脑梗死、原发性脑出血和蛛网膜下腔出血等，均可参照本章进行辨证论治。

一、中医辨证论治

（一）中经络

1. 风痰入络证

肌肤不仁，手足麻木，突然发生口眼㖞斜，语言不利，口角流涎，舌强语謇，甚则半身不遂，或兼见手足拘挛、关节酸痛等症，舌苔薄白，脉浮数。

证机概要：脉络空虚，风痰乘虚入中，气血闭阻。

治法：祛风化痰通络。

代表方：真方白丸子加减。本方化痰通络，用于治疗风痰入客经络，症见口眼㖞斜、舌强不语、手足不遂等症。

2. 风阳上扰证

平素头晕头痛，耳鸣目眩，突然发生口眼㖞斜、舌强语謇，或手足重滞，甚则半身不遂等症，舌质红苔黄，脉弦。

证机概要：肝火偏旺，阳亢化风，横窜络脉。

治法：平肝潜阳，活血通络。

代表方：天麻钩藤饮加减。本方平肝息风镇潜，用于阳亢风动、晕眩、肢麻等症。

3. 阴虚风动证

平素头晕耳鸣，腰酸，突然发生口眼㖞斜，言语不利，手指瞤动，甚或半身不遂，舌质红，苔腻，脉弦细数。

证机概要：肝肾阴虚，风阳内动，风痰瘀阻经络。

治法：滋阴潜阳，息风通络。

代表方：镇肝息风汤加减。本方既补肝肾之阴，又能息风潜阳，可用于阴虚风动之眩晕、头痛、舌强、肢颤等。

（二）中腑脏

1. 闭证

（1）痰热腑实证

素有头痛眩晕，心烦易怒，突然发病，半身不遂，口舌㖞斜，舌强语謇或不语，神志欠清或昏糊，肢体强急，痰多而黏，伴腹胀，便秘，舌质暗红，或有瘀点瘀斑，苔黄腻，脉弦滑或弦涩。

证机概要：痰热阻滞，风痰上扰，腑气不通。

治法：通腑泄热，息风化痰。

代表方：桃仁承气汤加减。本方通腑泄热、顺降气血，治疗腑热内结、腹胀便秘等症，可用于中风急性期痰热腑实之证。

（2）痰火瘀闭证

突然昏仆，不省人事，牙关紧闭，口噤不开，两手握固，大小便闭，肢体强痉，面赤身热，气粗口臭，躁扰不宁，苔黄腻，脉弦滑而数。

证机概要：肝阳暴张，阳亢风动，痰火壅盛，气血上逆，神窍闭阻。

治法：息风清火，豁痰开窍。

代表方：羚角钩藤汤加减。本方凉肝息风、清热化痰、养阴舒筋，用于风阳上扰，蒙蔽清窍而见眩晕、痉厥和抽搐等症者。另可服至宝丹或安宫牛黄丸以清心开窍。亦可用醒脑静或清开灵注射液静脉滴注。

（3）痰浊瘀闭证

突然昏仆，不省人事，牙关紧闭，口噤不开，两手握固，肢体强痉，大小便闭，面白唇暗，静卧不烦，四肢不温，痰涎壅盛，苔白腻，脉沉滑缓。

证机概要：痰浊偏盛，上壅清窍，内蒙心神，神机闭塞。

治法：化痰息风，宣郁开窍。

代表方：涤痰汤加减。本方化痰开窍，用于痰蒙心窍，神志呆滞不清者。另可用苏合香丸宣郁开窍。

2. 脱证（阴竭阳亡）

突然昏仆，不省人事，目合口张，鼻鼾息微，手撒肢冷，汗多，大小便自遗，肢体软瘫，舌痿，脉细弱或脉微欲绝。

证机概要：正不胜邪，元气衰微，阴阳欲绝。

治法：回阳救阴，益气固脱。

代表方：参附汤合生脉散加味。参附汤补气回阳，用于阳气衰微，汗出肢冷欲脱；生脉散益气养阴，用于津气耗竭。两方同用，益气回阳，救阴固脱，主治阴竭阳亡之证。亦可用参麦注射液或生脉注射液静脉滴注。

（三）恢复期

1. 风痰瘀阻证

口眼㖞斜，舌强语謇或失语，半身不遂，肢体麻木，苔滑腻，舌暗紫，脉弦滑。

证机概要：风痰阻络，气血运行不利。

治法：搜风化痰，行瘀通络。

代表方：解语丹加减。本方祛风化痰活络，治风痰阻于廉泉，舌强不语等。

2. 气虚络瘀证

肢体偏枯不用，肢软无力，面色萎黄，舌质淡紫或有瘀斑，苔薄白，脉细涩或细弱。

证机概要：气虚血瘀，脉阻络痹。

治法：益气养血，化瘀通络。

代表方：补阳还五汤加减。本方益气养血、化瘀通络，适用于中风恢复阶段，气虚血滞而无风阳痰热表现之半身不遂，口眼㖞斜或语言謇涩等。

3. 肝肾亏虚证

半身不遂，患肢僵硬，拘挛变形，舌强不语，或偏瘫，肢体肌肉萎缩，舌红脉细，或舌淡红，脉沉细。

证机概要：肝肾亏虚，阴血不足，筋脉失养。

治法：滋养肝肾。

代表方：左归丸合地黄饮子加减。左归丸功专滋补肝肾真阴，用于精血不足，不能荣养筋脉，腰膝酸软、肢体不用等症；地黄饮子滋肾阴、补肾阳、开窍化痰，用于下元虚衰，虚火上炎，痰浊上泛所致之舌强不语、足废不用等症。

二、中医护理

1. 起居调护

（1）冷暖适度，调节室内温度、湿度。室内温度一般以 18～21℃为宜，湿度以 50%～60%为宜，以患者个体感觉舒适为宜，避免直接吹风。

（2）保持室内舒适、整洁，光线柔和，不宜过强，有条件时白天可挂一层窗纱以降低室内的亮度。室内灯光布置最好不采用日光灯，且照射的方向不要直射患者。

（3）避免不良噪声，不要大声喧哗，保持室内安静。

（4）保持室内空气新鲜流通，避免不良气味。远离厨房油烟炒菜气味，防止烟尘及特殊气味的刺激。室内禁止吸烟，并劝患者戒烟。

（5）注意与呼吸道感染患者隔离。

（6）卧床期间协助做好洗漱、进食、更衣、大小便、床上擦浴等生活护理。

（7）加强口腔、皮肤的护理。保持口腔、皮肤及床单的清洁，污染被服及时更换，定时为患者翻身拍背，防止压疮发生。

（8）做好大小便护理。指导患者养成定时排便的习惯，不要用力，防止复发或加重病情。

（9）病室环境应安静，光线柔和，空气流通，温湿度适宜。急性期患者需卧床休息，减少探视，注意患肢保暖。头稍垫高，枕头高度以15°～30°为宜，以免气血上逆，加重神昏。有痰时应将头部偏向一侧，以利排痰，痰多不能自主咳嗽者给予翻身拍背，以利咳出，防止窒息。脱证者，头部平放，下肢稍抬高15°～20°。肢体强直痉挛或躁扰不宁者，应加床挡，并适当约束保护，防止跌仆。牙关紧闭者，应取下假牙，使用牙垫，防止舌损伤。卧床期间，加强生活护理及口腔、皮肤、眼睛、会阴护理，预防压疮，注意保持肢体功能位，用沙袋或软枕辅助，防止关节挛缩。

（10）起居有常，避免过劳，谨避四时虚邪贼风，尤其是寒邪，预防复中。春阳升发之时，肝肾阴虚、肝阳上亢者易受气候骤然变化的影响而发病；而气虚血瘀者，则在立冬前后，易骤然感寒而卒发中风。可以适当进行体育锻炼，使气机宣畅，血脉畅通。

2. 饮食调护

饮食以清淡（少油腻、低盐）、低糖、易消化、低脂肪、高蛋白、富营养的食品，以及新鲜蔬菜、水果为主，忌肥甘、辛辣等刺激性食物，戒烟酒。多食瓜果蔬菜，保持大便通畅。发生便秘时切忌努责，可适当服用缓泻剂以润肠通便。昏迷与吞咽困难者，应给予鼻饲流质饮食，如牛奶、菜汤、米汤、豆浆、藕粉等。食物不宜过冷、过热，进食速度不宜过快，以免引起呕吐或呛咳，甚至窒息。根据不同的体质特点进行饮食调护，可常食药粥药膳。

（1）肝阳暴亢，风火上扰：饮食宜甘凉，如绿豆、芹菜、菠菜、冬瓜、黄瓜、丝瓜、橘、梨，忌食羊肉、鸡肉、狗肉、鲢鱼、韭菜、大蒜、葱等辛香走窜之品。

（2）风痰瘀血，痹阻脉络：宜食黑大豆、藕、香菇、桃、梨等，忌食羊肉、牛肉、狗肉、鸡肉等。

（3）痰热腑实，风痰上扰：饮食以清热、化痰、润燥食物为主，如萝卜、绿豆、丝瓜、冬瓜、梨、香蕉、芹菜等，忌食羊肉、鸡肉、牛肉、对虾、韭菜、辣椒、大蒜等。

（4）气虚血瘀：宜食益气健脾通络之品，如山药薏仁粥、黄芪粥、莲子粥、白菜、冬瓜、丝瓜、木耳、赤小豆等。

（5）阴虚风动：饮食以养阴清热为主，如百合莲子苡仁粥、甲鱼汤、淡菜汤、面汤、银耳汤、黄瓜、芹菜汤等。

（6）风火上扰清窍：饮食宜予白菜汤、绿豆汤、萝卜汤、芹菜汤、小米粥、面汤、橘汁、西瓜汁、油菜汤、鲜木瓜汤等，忌食油腻、肥甘厚味等生湿助火之品。

（7）痰湿蒙蔽心神：饮食宜偏温性食物，如石花菜、萝卜、小油菜、菠菜、南瓜、糯米粥等。忌食生冷，以防助湿生痰。

神清者予以半流质或软食，如面条、粥等。意识障碍、吞咽困难者，可采用鼻饲，如牛奶、米汤等。中脏腑者，病初48～72小时禁食，病情稳定后可给予清淡、易消化的流质饮食；恢复期则以清热养阴、健脾和胃为主，予清淡、易消化的半流质饮食。

风阳上扰者宜食清热平肝潜阳之品，如绿豆、菠菜、冬瓜、梨、芹菜等；风痰入络者宜食祛风化痰通络之品，如黑豆、藕、香菇、桃、梨等，禁食狗肉等辛散走窜之品；阴虚风动者宜食滋阴清热之品，如百合莲子粥、甲鱼汤、银耳汤等；阳闭者可用海蜇头30g，荸荠7只，煎水代茶饮，以清热化痰；阴闭者，饮食宜温化痰浊的食物，如南瓜、石花菜等，忌食

内科常见病 中医护理

生冷，以防助湿生痰；气虚血瘀者宜食益气活血通络之品，如山药薏苡仁粥、黄芪粥、桃仁粥等；肝肾亏虚者宜食滋补肝肾之品，如枸杞、桑葚等。

3. 情志调护

（1）做好情志护理，解除患者因突然得病而产生的恐惧、焦虑、悲观情绪，并避免一切情志刺激，使患者保持情绪稳定。

（2）调畅情志，给予疏导、解释、安慰，避免导致患者情绪激动的各种因素，以消除不稳定情绪。

（3）关心体贴患者，与患者亲切交流，分散其注意力，避免暴怒、惊恐、急躁、忧虑等情绪，使患者心平气和，情绪稳定，安心治疗。

（4）后期告知患者语言、肢体恢复有较长的过程，需克服急躁、焦虑、恐惧等不安情绪，耐心接受治疗，坚持语言和肢体功能锻炼，给予情感支持。

（5）中风患者多心火暴盛，应做好情志护理。恢复期要详细、耐心地讲解肢体及语言康复的重要性和方法，取得家属和患者的配合。中脏腑期神志昏蒙者，应加强对家属的安慰和指导，介绍疾病相关知识，给予情感支持。嘱患者平时注意克制情绪激动，尤其是要强调"制怒"，从而使气血运行通畅，减少复发。

（6）保证睡眠，睡前可循经按摩督脉、心经，点按三阴交、百会、安眠穴等或按揉劳宫、涌泉穴以助眠。

4. 用药调护

（1）中药宜少量多次频服。可用吸管进药，或将药浓煎后滴入，尽量防止呛咳，必要时采用鼻饲法。

（2）中药汤剂宜温服，丸剂用温开水送服，或先用水溶化后服用。

（3）遵医嘱进行药物治疗。失眠、烦躁不安者，可用加味交泰散胶囊睡前服，或睡前按摩涌泉穴100次。后遗症期口眼㖞斜者，可按医嘱穴位外贴药物，以活血通络。如白附子、蝎尾各15g，僵蚕30g，共研细末，酒调，涂患处。

（4）便秘者可用缓泻剂或开塞露，也可用小剂量甘油灌肠。

（5）中药汤剂应偏凉服，少量频服。丸、片、丹剂型的药物应研碎，水调后灌服，或鼻饲，或者吸管给药，避免因吞咽不利而呛咳，造成误吸。遵医嘱正确使用降压药、脱水剂，注意观察血压、尿量、神志等变化。阳闭患者出现嗜睡或朦胧，可遵医嘱给予灌肠或鼻饲安宫牛黄丸或至宝丹；阴闭患者，可鼻饲竹沥水、猴枣散以豁痰镇惊；口噤不开者，可用南星末、冰片少许，两药和匀，以中指蘸药抹揩齿。

5. 病时调护

（1）观察神志、瞳孔、生命体征等变化，避免血压过高或过低。

（2）观察瘫痪的部位、程度及肢体活动度等情况。

（3）观察口腔黏膜及二便情况。

（4）加强对中风先兆症状的观察，注意神志、语言、血压、体温、脉搏、呼吸、肢体麻木等的变化。

（5）观察头昏、头痛、患者呼吸的情况。

（6）观察意识、舌、汗、神的变化。

（7）卧床休息，取适宜体位，中经络者宜去枕平卧。中脏腑者头部略高，并避免搬动。若呕吐、痰涎较多，应将头侧向一边，并及时清除呕吐物或痰涎，保持气道通畅，以防发生窒息或吸入性肺炎；对烦躁不安者应加床栏保护；汗多者随时协助擦汗，更换衣服。

（8）若患者肢体强痉拘挛，躁动不安，应将指甲剪短，双手握固软物，并加床栏，防止自伤和坠床。强痉的肢体可予轻轻按摩，并保持功能位置，切忌强力拉抻，以防损伤肌肉或致骨折。注意四肢保暖，增加衣被，或适当给予热水袋，防止足下垂和肩关节脱臼等。

（9）神昏高热时可用物理降温，或按医嘱针刺人中、百会穴，或三棱针点刺十二井穴放血退热。口噤不开者可加牙垫，以免咬伤舌头。

（10）半身不遂的患者应指导并协助其进行肢体功能锻炼。对无自主运动能力者，应帮助其做伸屈、抬肢等被动运动；对自主运动能力不全者，可指导患者先在床上运动，如做自我屈伸运动、拉绳起坐、抬肩、摸耳、抓握等，待自主运动能力逐步恢复，再下床运动做恢复操，如呼吸、拍打、划臂、抬腿、摇体、抓住床弓步、轮替握掌、踏步、抓住床下蹲、离床独步行走等。配合用推拿按摩、针灸与点穴法，以促进肢体功能恢复。常用穴位有肩髃、曲池、合谷、环跳、阳陵泉、足三里、解溪、下关、颊车、委中、承山、风池、阴陵泉、三阴交等。

（11）对于语言不利的患者应指导其进行语言功能锻炼，每日定时训练患者发音，如舌齿音、卷舌音等。

（12）中风起病急骤，变化迅速，极易出现各种危重之候，故应密切观察病情变化。中脏腑者，应注意观察瞳孔、面色、呼吸、汗出、脉象之变化，如患者渐至神昏，瞳孔变化，甚至呕吐、头痛、项强者，说明其正气渐衰，邪气日盛，病情加重，应保持呼吸道通畅，给予氧气吸入，取头高足低位以降低颅内压。如神志逐渐转清，半身不遂未再加重或有恢复者，病由重转轻，病势为顺，预后多好。若目不能视，或瞳孔大小不等，或突见呃逆频频，或突然昏瞆、四肢抽搐不已，或背腹骤然灼热而四肢发凉乃至手足厥逆，或见戴阳及呕血证，均属病情恶化。若见昏迷进行性加深，血压升高，脉搏慢而有力，或脉微欲绝，呼吸慢而不规则，或呼吸微弱，一侧瞳孔改变等症状时，为脑疝先兆，应立即报告医生，协助抢救。痰涎壅盛者，观察其呼吸情况，若出现烦躁不安、面白肢冷、喉中痰鸣、汗出淋漓者，应考虑气道阻塞。邪热炽盛而发热者，应密切观察体温变化。痰热腑实者，应注意观察大便的情况。

（13）急性期过后要尽早进行偏瘫肢体和语言的康复训练，从被动运动开始，循序渐进，增加训练强度，并逐渐过渡到主动运动。对中风言语謇涩或失语患者，应指导其进行语言训练，配合针灸、循经推拿、按摩、理疗等综合康复治疗护理方法。后期可进行保健体操、太极拳、八段锦、行走散步等锻炼康复。半身不遂患者应避免患肢受压，可使用被架支撑，防止肢体变形，安置合适体位，保持瘫痪肢体的功能位置。上肢功能位是"敬礼"位，即肩关节外展45°、内旋15°，使肘关节和胸部持平；下肢功能位是髋关节伸直，膝关节伸直，足和小腿成90°。加强锻炼，防止失用性萎缩。

（14）坚持康复训练，增强自理能力，早日回归社会。康复训练应循序渐进，肢体训练从被动运动过渡到主动运动，从卧床过渡到坐立行走。语言训练从手势、笔谈沟通，训练唇、舌运动，发展到单字、单词、单句、会话、朗读。告知患者在起坐或低头系鞋带等体位时动作要慢，转头不宜过急，洗澡时间不宜过长。

6. 中医护理适宜技术

骤然中风昏迷时，针刺水沟、十宣、合谷等穴，脱证加灸百会、关元、神阙、气海、膻中等穴位。失语者针刺廉泉、哑门、绝骨、承浆、大椎。口眼㖞斜者，可针刺人迎、地仓、颊车、下关等穴，或用白附子、蝎尾、僵蚕研末，用酒调后涂于患处，以祛风活血通络；亦可用一指禅推拿按摩，用拇指从睛明穴开始，沿眼眶上缘至太阳穴、丝竹空、阳白、鱼腰、攒竹、迎香、地仓、承浆、颊车达下关等穴。半身不遂者可按摩、针灸肩髃、曲池、外关、合谷、阳陵泉、足三里、下关、委中、阴陵泉、三阴交等穴，使气血运行通畅。盗汗明显者可用五倍子粉醋调，外敷神阙，有汗及时擦干，平时穿宽松棉质衣裤。尿潴留者，可艾灸关元、中极；或用葱白切碎炒热，以布包之敷脐。便秘者可用缓泻剂，如麻仁丸、番泻叶、大黄粉等；或外用开塞露，必要时灌肠。

7. 预防调护

（1）调情志。保持心情舒畅、情绪稳定，避免烦躁、恼怒，做到心平气和，气血调畅。

（2）节饮食。饮食宜清淡，食勿过饱，忌食肥甘厚味、辛辣刺激等助热生痰之品；严禁烟酒。

（3）慎起居，避风寒。生活要有规律，注意劳逸结合。中老年人要重视体育锻炼。如散步、做操、打太极拳等。

（4）积极治疗原发病，原有高血压、高血脂、糖尿病、冠心病等患者，坚持遵医嘱服药治疗。每日定时监测血压变化，出现手指麻木，头痛眩晕频发时，多提示中风先兆，应及早诊治。

/ 第二十一章 /　　**水　肿**

水肿是体内水液潴留，泛滥肌肤，表现以头面、眼睑、四肢、腹背甚至全身浮肿为特征的一类病证。

水肿是多种疾病的一个症状，包括西医学中肾性水肿、心性水肿、肝性水肿、营养不良性水肿、功能性水肿、内分泌失调引起的水肿等。本章论及的水肿主要以肾性水肿为主，包括急慢性肾小球肾炎、肾病综合征、继发性肾小球疾病等。肝性水肿，是以腹水为主症，属于臌胀范畴。其他水肿的辨治，可以参照本章内容。

一、中医辨证论治

（一）阳水

1.风水相搏证

眼睑浮肿，继则四肢及全身皆肿，来势迅速，多有恶寒、发热、肢节酸楚、小便不利等症。偏于风热者，伴咽喉红肿疼痛、舌质红、脉浮滑数。偏于风寒者，兼恶寒、咳喘、舌苔薄白、脉浮滑或浮紧。

证机概要：风邪袭表，肺气闭塞，通调失职，风遏水阻。

治法：疏风清热，宣肺行水。

代表方：越婢加术汤加减。本方宣肺清热、祛风利水，主治风水夹热之水肿证。

2.湿毒浸淫证

眼睑浮肿，延及全身，皮肤光亮，尿少色赤，身发疮痍，甚则溃烂，恶风发热，舌质红，苔薄黄，脉浮数或滑数。

证机概要：疮毒内归脾肺，三焦气化不利，水湿内停。

治法：宣肺解毒，利湿消肿。

代表方：麻黄连翘赤小豆汤合五味消毒饮加减。前方宣肺利尿，治风水在表之水肿；后方清解热毒，治疮毒内归之水肿。二方合用，共起宣肺利水、清热解毒之功，主治痈疡疮毒或乳蛾红肿而诱发的水肿。

3.水湿浸渍证

全身水肿，下肢明显，按之没指，小便短少，身体困重，胸闷，纳呆，泛恶，苔白腻，脉沉缓，起病缓慢，病程较长。

证机概要：水湿内侵，脾气受困，脾阳不振。

治法：运脾化湿，通阳利水。

代表方：五皮饮合胃苓汤加减。前方理气化湿利水；后方通阳利水，燥湿运脾。两方合用，共起运脾化湿、通阳利水之功，主治水湿困遏脾阳，阳气尚未虚损，阳不化湿所致的水肿。

4.湿热壅盛证

遍体浮肿，皮肤绷急光亮，胸脘痞闷，烦热口渴，小便短赤，或大便干结，舌红，苔黄腻，脉沉数或濡数。

证机概要：湿热内盛，三焦壅滞，气滞水停。

治法：分利湿热。

代表方：疏凿饮子加减。本方泻下逐水、疏风发表，主治水湿壅盛、表里俱病的阳水实证。

（二）阴水

1.脾阳虚衰证

身肿日久，腰以下为甚，按之凹陷，不易恢复，脘腹胀闷，纳减便溏，面色不华，神疲乏力，四肢倦怠，小便短少，舌质淡，苔白腻或白滑，脉沉缓或沉弱。

证机概要：脾阳不振，运化无权，土不制水。

治法：健脾温阳利水。

代表方：实脾饮加减。本方健运脾阳，以利水湿，适用于脾阳不足伴有湿困脾胃的水肿。

2. 肾阳衰微证

水肿反复消长不已，面浮身肿，腰以下甚，按之凹陷不起，尿量减少或反多，腰酸冷痛，四肢厥冷，怯寒神疲，面色㿠白，甚者心悸胸闷，喘促难卧，腹大胀满，舌质淡胖，苔白，脉沉细或沉迟无力。

证机概要：脾肾阳虚，水寒内聚。

治法：温肾助阳，化气行水。

代表方：济生肾气丸合真武汤加减。济生肾气丸温补肾阳，真武汤温阳利水，二方合用，适用于肾阳虚损，水气不化而致的水肿。

3. 瘀水互结证

水肿延久不退，肿势轻重不一，四肢或全身浮肿，以下肢为主，皮肤有瘀斑，腰部刺痛，或伴血尿，舌紫黯，苔白，脉沉细涩。

证机概要：水停湿阻，气滞血瘀，三焦气化不利。

治法：活血祛瘀，化气行水。

代表方：桃红四物汤合五苓散。前方活血化瘀，后方通阳行水，适用于水肿兼夹瘀血者或水肿久病之患者。

二、中医护理

1. 起居调护

（1）房间经常用紫外线灯进行空气消毒，或药香、醋熏、喷雾消毒2次，防止继发感染，注意与呼吸道感染患者隔离。

（2）冷暖适度，调节室内温度、湿度。室内温度一般以 18 ～ 21℃为宜，湿度以 50%～ 60% 为宜，以患者个体感觉舒适为宜，避免直接吹风。

（3）保持室内舒适、整洁，光线柔和，不宜过强，有条件时白天可挂一层窗纱以降低室内的亮度。室内灯光布置最好不采用日光灯，且照射的方向不要直射患者。

（4）避免不良噪声，不要大声喧哗，保持室内安静。

（5）保持室内空气新鲜流通，避免不良气味。远离厨房油烟炒菜气味，防止烟尘及特殊气味的刺激。室内禁止吸烟，并劝患者戒烟。

（6）注意与呼吸道感染患者隔离。

（7）保持口腔清洁，用银花甘草液漱口，每日 3 次。

（8）养成良好的排便习惯，保持大便通畅。可以吃一些香蕉、番薯、桑葚、枇杷、萝卜、梨子、蜂蜜糖水等以通腑泄热。便秘者可遵医嘱睡前服用麻仁丸 10g，或遵医嘱睡前用番泻叶 6g 泡水喝。

（9）加强个人卫生，指导和协助患者做好皮肤护理，保持皮肤的清洁完好，每日用温水擦身，勤换内衣裤，勤剪指甲，皮肤瘙痒时勿用指甲重抓。卧床患者应帮助其保持床铺清洁、干燥，经常更换体位，并注意皮肤的清洁和保护，避免皮肤发生破溃感染和压疮。

（10）加强口腔护理，协助患者饭前饭后、睡前用淡盐水或银花甘草液漱口，及时发现和处理口腔隐患，如牙龈炎、口腔溃疡等。

（11）保持病室整洁、安静、冷暖适宜。脾阳不振者病室宜温暖向阳，保暖防寒，预防外邪侵袭。急性期和病情严重者应绝对卧床休息，眼睑及头面部水肿较甚者，宜抬高头部；胸腹腔积水者，宜取半坐卧位；下肢肿甚者，应抬高下肢；长期卧床者应定时翻身。水肿消退后可适当锻炼，以不疲劳为度。注意个人卫生，保持皮肤清洁，勤洗澡，勤换衣，勤剪指（趾）甲，穿宽松柔软透气的棉织品，预防肌肤疮痍。注意口腔卫生，饭后用清水漱口，及时发现口腔隐患并进行治疗，如龋齿、牙龈炎、口腔溃疡、扁桃体肿大等。

（12）水肿病程缠绵、易反复，故须注意康复期调摄，起居有常，动静适度，节制房事。注意四时气候变化，尤其冬春感冒流行时节，更应预防外邪侵袭。

（13）注意个人卫生，防止因疖肿、疮痍而诱发水肿。适当参加体育锻炼，可选择太极拳、八段锦、五禽戏等健身运动，以促进血脉流畅，增强体质。

2.饮食调护

饮食宜选清淡、易消化、富有营养的食物，少食酸性食物，多食新鲜蔬菜。忌生冷油腻、辛辣刺激、海腥发物及动物内脏，并应限制盐的摄入。根据水肿程度的不同，给予低盐或无盐饮食。宜进食高蛋白、高热量、高维生素、低盐、低脂食物，每日蛋白质摄入量200～300g，脂肪摄入量100～150g，盐2～3g。平时可予玉米须30g，红枣10g，煮水代茶，以健脾渗湿，减少尿蛋白；亦可服赤小豆汤、冬瓜汤、荠菜汤，每日1种，每种300mL左右；或用鲤鱼、赤小豆炖汤。高度水肿时，给予无盐饮食，肿退后可给低盐饮食，若因营养障碍致肿者，则不必过分强调忌盐。尿少肿甚时，控制饮水量，一般为前一日液体排出量加500mL为宜，少尿或无尿时，要限制摄入含钾量高的食物。肾功能尚好者，可多食高蛋白食物；肾功能不好者，则应少食高蛋白食物，而多予糖和脂肪类食物。可根据不同证型给予相应食疗方指导。

（1）风水相搏，可用马齿苋粥：鲜马齿苋60g，粳米100g。或用赤豆方：赤小豆100g，樟柳根60g，吃豆饮汁。可选用冬瓜汤、西瓜赤小豆汤等以利水消肿。

（2）水湿浸渍，可用茯苓皮饮：茯苓皮10g，花椒目6g，同煎取汁代茶饮。适当限制水的摄入量。饮食可选用薏苡仁粥、赤小豆粥，或以玉米须煎水代茶饮，少量食用蒜头、生姜，以止恶、除湿、利尿。

（3）湿热蕴结，可用冬瓜粥：鲜冬瓜60g，粳米30～60g，煮粥。忌盐及鱼虾、香菇，以及海鲜发物。

（4）肾虚水泛，可用黄芪粥：黄芪30g，生薏苡仁30g，糯米30g，赤小豆15g，鸡内金10g，金橘饼2枚。多食动物肾脏、紫河车、乳类、蛋类、黑发麻、核桃等。

（5）肾阳虚衰，可用乌贼鱼或鱼1条，去其肠杂，再用大蒜头1个，川椒目10g，塞入鱼腹内，加水煮熟，以汤白为度，不加盐，喝汤吃鱼。或以老母鸡1只，六月雪250g，煨汤，不加盐，2天服完。可增加鱼、瘦肉、鸡蛋等食品，选用红枣汤、瘦肉粥、山药粥等。

风水泛滥者可食用芹菜饮、冬瓜汤、赤小豆粥等以清热利水；浮肿尿少者可频饮赤小豆汤以利水消肿，以尿量增多、肿退为度；湿毒浸淫者可选食豆类、瓜类、菠菜等清热化湿之品；水湿浸渍者宜健脾利水、渗湿舒筋之品，可食薏苡仁粥、鲤鱼赤小豆汤等；湿热壅结者，饮食宜清淡，多食冬瓜粥等以清热利水；脾阳不振者忌生冷、烈酒，少食产气食物，如牛奶、豆类、红薯等；肾虚水泛者可予补肾利水之品，如黑芝麻、核桃等。尿少尿黄时多予清凉饮料，如绿豆汤、西瓜汁等，以清热解毒、利水消肿。水肿明显兼高血压者，可用玉米须食疗方。

3. 情志调护

（1）慢性水肿患者由于病程较长，病情反复，思想上易产生悲观失望情绪，家人应加强对其精神护理，鼓励其树立战胜疾病的信心。

（2）家属及周围人员应给予患者精神安慰，使患者得到家庭和社会的支持，以安定患者的情绪。

（3）理解患者，耐心倾听患者的诉说，鼓励患者说出产生焦虑恐惧的原因，并进行有效的心理疏导。

（4）耐心向患者解释本病发生的原因、转归及预后情况，讲解成功的病例，使患者看到治疗的希望，积极配合治疗和护理。

（5）帮助和指导患者应用松弛技术，如缓慢的深呼吸、全身肌肉放松、练气功、听音乐等。

（6）风水泛滥者因病情来势迅速，多有恐惧、忧虑、急躁情绪，应多体贴关心患者，及时做好解释工作，使其配合治疗。水湿浸渍、脾肾阳虚者，起病缓慢、久病不愈，患者往往对治疗信心不足，应耐心鼓励、劝导患者，避免过度情志刺激而加重病情。指导家属给予患者精神安慰，使其得到家庭和社会的支持。

（7）患者善于调节情志，释放不良情绪，培养愉悦心情，精神愉快，则气血和畅，营卫流通，有利于病情的改善。

4. 用药调护

（1）严格掌握给药时间，中药汤剂一般分2次服用，量不宜过多。

（2）给药前做好解释工作，使患者了解用药的目的、注意事项；了解药物的毒副作用，积极配合治疗。一旦出现药物的毒副作用，应及时停药，立即去医院就诊。

（3）严格按照医嘱正确使用各种药物，保证用药剂量、方法、时间的绝对准确，每次用药应督促和协助患者服药到口，并密切观察药后反应。

（4）进行糖皮质激素治疗时，应避免突然停药，严格执行医嘱，准确给药，向患者交代服药方法、注意事项及可能出现的不良反应。大剂量使用肾上腺素、糖皮质激素的患者，应注意有无上消化道出血及精神症状。

（5）服用环磷酰胺者，应注意有无恶心、呕吐、出血性膀胱炎、骨髓抑制等副作用。

（6）若利尿效果不佳，需加用降压药物时，应定时测量血压，观察血压的变化，降压不宜过快或过低，以免影响肾灌注。

（7）疏风利水剂不可久煎，要趁热服下，同时服热饮料，以助药力；脾阳不振者，中药汤剂宜饭前温服；风水相搏者，中药汤剂宜热服，服后盖被安卧，观察汗出情况；水湿浸渍者，服药时易犯恶欲吐，应少量多次服药，或在服药前用生姜片擦舌，以利止呕；攻下逐水汤剂，药宜浓煎，空腹少量频服，记录二便的量及次数，中病即止。湿热蕴结者，可行中药保留灌肠，湿热疏利汤剂分治表里，使水气从二便而去，应注意记录药后小便量及大便次数。

（8）正确指导患者服用降压药和免疫抑制剂，及时观察不良反应。大量使用利尿药后，注意尿量和电解质的变化。使用激素类和免疫抑制剂应定期监测血常规、肾功能，不可随意减量或漏服。使用抗凝药物需定时监测出凝血时间，观察有无出血倾向。肌内注射和静脉注射要严格无菌操作，拔针后按压注射部位时间要长，一般以不渗液为宜。

5. 病时调护

（1）观察 24 小时出入量、腹围，有胸水、腹水者要密切观察呼吸、脉率。

（2）注意观察皮肤情况，加强皮肤护理，不可用力擦洗。

（3）观察口腔黏膜有无溃疡。保持口腔卫生。

（4）观察水肿部位、程度、消长规律，尿量及颜色，判断病因及病变脏腑。肿在头面部多属风，病在肺；肿在下肢多属水湿，病在脾；腰腹以下肿，病在肾。

（5）密切观察病情，如神志、呼吸、血压、体重、心律、水肿、呕吐、二便、舌象、脉象等的变化，并做好记录，及时发现危重症及变症。

（6）监测患者的反应，如活动时患者的面色、神志、精神状况，有无头晕目眩、心悸、气促、汗出、发绀等。

（7）急性水肿患者，起病 1～2 周需卧床休息，经治疗水肿消退、病情稳定后，方可下床活动。严重水肿，伴有胸水、腹水者，以卧床休息为主，取半卧位。病情好转后逐渐增加活动量，以不疲劳为度。

（8）严格控制饮水量，一般以总量多于前一日总排出量 500mL 为宜。如有高热、呕吐或泄泻时，可适当增加摄入水量。

（9）协助患者准确记录 24 小时出入量，每周测量血压、体重 1 次。如有腹水，应每周测腹围 1 次。如患者血压异常，应遵医嘱定时测量或随时测量，并做好记录。

（10）督促患者充分卧床休息。尤其在急性期、水肿严重和有肾功能损害时。

（11）水肿部位不宜针刺、指压、按摩等，以防破溃。若用热疗时，应严格控制温度，防止烫伤。

（12）咽喉肿痛者可遵医嘱用锡类散、喉风散等喷喉，但应避免药散粉末吸入气道而导致呛咳，并嘱患者喷药后 15～20 分钟不要饮水及进食。

观察水肿的起始部位、程度、消长规律及小便的色、质、量、次数，记录 24 小时出入量。定时测腹围、血压、体重。测量体重应使用同一体重计，时间宜为早餐前、排尿后，并尽量穿同重量的衣物称重。用攻下逐水药后注意观察和记录大便次数。阳虚水泛者，观察有无胸闷、气急等症状，喘促者予半卧位，氧气吸入。瘀水交阻者，加强 24 小时出入量的观察。观察神志、呼吸、血压、心律、呕吐等情况，及时发现危重症及变证。若见严重少尿或尿闭、口有尿味、面色萎黄、衄血，甚至惊风、抽搐、昏迷等，为肝肾衰败，水毒内闭重症；若见小便不通与呕吐并见，为关格重症，应及时报告医师，并配合抢救。行肾组织活检者，注意观察有无血尿及腰痛等情况发生。

6. 中医护理适宜技术

水肿可用王不留行子贴压肾俞、输尿管、膀胱等穴，或取复溜、水分、关元、三阴交、足三里等穴做穴位敷贴，可利水消肿。湿毒浸淫已有溃疡者可外敷拔毒膏；或新鲜蒲公英、马齿苋、野菊花各等量，洗净、捣烂外敷。水湿浸渍者可选用中药洗浴。肾虚水泛、脾阳不振者可艾灸脾俞、肾俞、三阴交、命门、阳陵泉、委中等穴以温补肾阳，或行拔火罐、药熨、热敷、远红外线照射等疗法。芒硝外敷局部水肿部位亦可清热利水消肿。泛恶欲呕者可指压内关、合谷等穴以降逆止呕，或在舌上滴生姜汁以助止呕，或选脾、肾、胃等穴行耳穴压豆。

7. 预防调护

（1）适宜寒温，慎起居。平时要根据气候变化，及时增减衣被，防止上呼吸道感染。

（2）注意清洁卫生，防止痈肿疮疖诱发水肿，若发生水肿应及时治疗。

（3）参加适当的体育锻炼，动静相宜，以不疲劳为度，增强体质。

（4）积极防治痰饮、哮喘、心悸、臌胀、癃闭等病证，预防水肿的发生。水肿往往是潜隐疾病的早期征象，应定期检查，及早治疗，勿使迁延恶化。

（5）积极治疗原发病，定期门诊复查肾功能、电解质等。

淋证是指以小便频数短涩、淋沥刺痛、小腹拘急引痛为主症的病证。

根据本病的临床表现，类似于西医学所指的急慢性尿路感染、泌尿道结核、尿路结石、急慢性前列腺炎、乳糜尿，以及尿道综合征等病，凡是具有淋证特征者，均可参照本章内容辨证论治。

一、中医辨证论治

1. 热淋

小便频数短涩，灼热刺痛，溺色黄赤，少腹拘急胀痛，或有寒热、口苦、呕恶，或有腰痛拒按，或有大便秘结，苔黄腻，脉滑数。

证机概要：湿热蕴结下焦，膀胱气化失司。

治法：清热利湿通淋。

代表方：八正散加减。本方清热解毒、利湿通淋，适用于湿热熏蒸下焦之热淋。

2. 石淋

尿中夹沙石，排尿涩痛，或排尿时突然中断，尿道窘迫疼痛，少腹拘急，往往突发。一侧腰腹绞痛难忍，甚则牵及外阴，尿中带血，舌红，苔薄黄，脉弦或弦数。

证机概要：湿热蕴结下焦，尿液煎熬成石，膀胱气化失司。

治法：清热利湿，排石通淋。

代表方：石韦散加减。本方清热利湿、排石通淋，适用于各种石淋。

3. 血淋

小便热涩刺痛，尿色深红，或夹有血块，疼痛满急加剧，或见心烦，舌尖红，苔黄，脉滑数。

证机概要：湿热下注膀胱，热甚灼络，迫血妄行。

治法：清热通淋，凉血止血。

代表方：小蓟饮子加减。本方清热通淋、凉血止血，用于湿热炽盛，损伤血络而致的血淋。

4. 气淋

郁怒之后，小便涩滞，淋沥不宣，少腹胀满疼痛，苔薄白，脉弦。

证机概要：气机郁结，膀胱气化不利。

治法：理气疏导，通淋利尿。

代表方：沉香散加减。本方用于肝郁气滞的气淋。

5. 膏淋

小便浑浊，乳白或如米泔水，上有浮油，置之沉淀，或伴有絮状凝块物，或混有血液、血块，尿道热涩疼痛，尿时阻塞不畅，口干，苔黄腻，舌质红，脉濡数。

证机概要：湿热下注，阻滞络脉，脂汁外溢。

治法：清热利湿，分清泄浊。

代表方：程氏萆薢分清饮加减。本方清利湿热、分清泄浊，用于湿热下注的膏淋。

6. 劳淋

小便不甚赤涩，溺痛不甚，但淋沥不已，时作时止，遇劳即发，腰膝酸软，神疲乏力，病程缠绵，舌质淡，脉细弱。

证机概要：湿热留恋，脾肾两虚，膀胱气化无权。

治法：补脾益肾。

代表方：无比山药丸加减。本方健脾益肾，用于久淋造成脾肾两虚的劳淋。

二、中医护理

1. 起居调护

（1）保持室内空气新鲜流通，经常开窗通风，温湿度良好。

（2）保持居室整洁，及时清除呕吐物，更换污染的被单衣物。保持床单干燥、平整，以免秽浊之气刺激。

（3）室内每日进行空气紫外线消毒 1～2 次，或点燃苍术艾叶香。

（4）重视个人卫生，应经常洗澡，每日清洗外阴部，保持内衣裤干净卫生，减少细菌感染，防止发生淋证。女性患者应忌盆浴，注意月经期、孕期卫生，可用黄柏水或 1∶10000 高锰酸钾溶液外洗，每日 2 次；女婴应勤换尿布，避免粪便污染尿道。

（5）协助患者口腔护理，鼓励多漱口。平时多饮水、勤排尿，以冲洗膀胱和尿道，每次排尿尽量使膀胱排空。

2. 饮食调护

加强饮食调护，食宜清淡、富营养、易消化的流质或半流质，多食蔬菜水果，忌食肥腻、辛辣、煎炸、不易消化、刺激性食物和动火之物，以及烟酒。鼓励患者多饮水，每日 1500～2000mL，可饮磁化水或清凉饮料，如西瓜汁、绿豆汤等，也可用鲜芦根或珍珠草煎水代茶，亦可多饮绿茶，或用金钱草 60g 煎水代茶，以清热利湿。发热期宜进清淡、流质或半流质饮食。根据不同证型给予饮食指导。

（1）热淋：饮食清淡，忌食辛热肥甘之品，忌嗜酒过度，以免湿热下注膀胱，宜偏凉滑利渗湿之品。可多食清热通淋食物，多饮西瓜汁、冬瓜汤、绿豆汤。为减轻疼痛，可进碱性药物或食物，如青菜、萝卜等，使尿液碱化。饭前饭后用淡盐水漱口。

（2）血淋：忌辛辣、烟酒及动火之品，宜清淡爽口，多饮水；或赤粳米 50g，煮粥，每日 2 次，连服数日。小豆汤大量频服，可清湿热、利小便。食疗方如柿饼粥：柿饼 3 枚，粳米 100g，煮粥食；鲜藕柏叶汁：鲜藕 250g，侧柏叶 60g，捣汁服。还可用大蓟、小蓟、白茅根各 30g，水煎代茶。若尿中血量多时，可遵医嘱给三七粉、琥珀各 1.5g 服用，以化瘀清热，止血通淋。蚕豆花有凉血、止血功能，一般用 10g（鲜品加倍），煎汤内服，用于实证患者；虚证者宜服用莲子百合粥。

（3）石淋：饮食宜少食含钙、磷量高的食物，如牛奶、杨梅、红茶、巧克力、肥肉、蛋黄等，可用金钱草 50g，鸡内金 15g，大枣 5 枚，水煎代茶，以排石通淋。应根据不同类型的结石，做好饮食指导。草酸钙结石者少食菠菜、土豆、辣椒；尿酸盐结石者应少食动物内脏、豆类、菠菜、海产品；磷酸钙结石者少吃肥肉、蛋黄等含磷高的食品。

（4）气淋：宜食富含营养、易消化、清轻疏利之品，多吃新鲜蔬菜、水果，禁刺激性食物。可多食黄芪粥、参枣米饭等，以补脾益气。实证者可常吃柑橘、佛手、萝卜、荔枝等疏调气机之品；虚证者可常吃核桃、大枣、冬瓜、桂圆等。食疗方：甘草梢 30g，酒煮服；或赤芍、槟榔各 10g，水煎服。可予醋浸白芷，焙干研末，每次 3g，每日 3 次，用木通、甘草适量煎水送服，以达疏导通淋之目的。

（5）膏淋：予低脂、低蛋白饮食，忌生冷、辛辣、脂肪、蛋白类、肥腻之品，以素食为佳，饮食有节，不暴饮暴食，可选芹菜、荠菜煮水代茶。食疗方：白果 7 枚，连皮打碎，用豆浆 1 碗，煮开冲服。

（6）劳淋：饮食宜营养丰富，以培补正气。可常食人参大枣粥、黑芝麻粥、芡实茯苓粥等补益之品，或菟丝子 10g，水煎服。宜进益气补肾之品，如山药、核桃、莲子、百合、鲫鱼、鸡肉、冬瓜、西瓜、萝卜、鲜藕等。急性期给予荠菜汤、绿豆汤、鲜藕汤、绿茶、玉米须茶，或车前草 30g，水煎代茶。恢复期给予猪肝汤、芡实莲子汤、山药粥。

3. 情志调护

（1）耐心疏导、安慰，稳定患者情绪，使其正确对待自身疾病，积极配合治疗。

（2）向患者讲解疾病知识，讲明引起疼痛和排尿异常的原因，使其对自己的疾病有正确的认识，减轻焦虑和恐惧等心理压力，消除紧张情绪。

（3）理解患者，耐心倾听诉说，鼓励其说出产生焦虑恐惧的原因，进行有效的心理疏导。

（4）关心体贴患者，态度和蔼，语言亲切，消除患者的一切思想顾虑，多给予患者温暖和支持，安定患者情绪。

（5）向患者介绍疾病的治疗手段、方法和治愈率等，邀请已治愈者谈亲身体会，以增强患者战胜疾病的信心，愉快接受治疗护理。

（6）经常劝慰开导患者，勿抑郁、暴怒，保持情绪稳定。向患者解释病情转归，进行健康教育，给予生活料理，使患者树立信心，积极配合治疗及护理。尤其气淋患者更应注意情志调畅。

4. 用药调护

（1）中药汤剂宜饭前服用。有恶心呕吐的患者可少量多次服药，或稍加姜汁同服，也可待汤剂稍冷服，并记录服药后的反应。

（2）遵医嘱按时服药。清热利湿通淋药宜偏凉服，并观察药后退热情况及小便涩痛的改善程度。石淋患者，应用排石药后应注意观察尿中有无砂石排出。

（3）按医嘱正确规范用药，及时彻底治疗疾病。慢性病患者要按医嘱坚持服药治疗，不要自行中断。

5. 病时调护

（1）观察排尿有无异常及尿液的色、质、量，了解有无异物排出和伴随症状。必要时记录24小时出入量。

（2）观察有无寒热，以及腰痛的部位、性质，以区别六种淋证：小便频急，尿黄涩痛，伴寒热，为热淋；腰酸绞痛，冷汗面白，呕吐，为石淋；尿血而痛，为血淋；小腹坠胀，尿出不畅或余沥不尽，为气淋；小便涩痛，尿如膏脂，为膏淋；小便淋沥，遇劳即发，为劳淋。

（3）密切观察体温、神志、汗出、皮肤、二便及舌象、脉象的变化，若出现高热、神昏、谵语等热入营血的表现时，应及时去医院急诊。

（4）观察急性发作时绞痛发生的时间、部位、性质、次数，有无发热、血尿，有无砂石排出，有无排尿突然中断等。若见患者面白汗出、呕吐恶心、辗转呻吟，或发生虚脱，应取平卧位或头低位，并立即就诊。

（5）督促患者充分卧床休息，尤其在患者处于急性期、发热和腰腹疼痛较剧时，须指导并协助患者采取舒适卧位。膏淋者应避免强体力劳动，其他证型也要保证充足休息，避免过度疲劳。尤其是劳淋遇劳即发，应特别注意保养身体，防止复发。

（6）尿道涩痛者可多食萝卜等食物，或遵医嘱服用小苏打片，以使尿液碱化，减轻疼痛。肾虚腰痛者，局部可用热水袋热敷、葱盐热敷或拔火罐等。腰痛较甚者，局部可用止痛膏。

（7）腰腹绞痛发作时，可遵医嘱针刺肾俞、膀胱俞、三阴交、阳陵泉等穴，以加强止痛作用。如果疼痛不缓解，应立即就诊处理。

（8）若石淋患者出现绞痛部位下移，或绞痛突然消失，或小便中断现象时，表明结石已进入膀胱，有排出的可能，应嘱咐患者排尿在痰盂中，以便取石送检。

（9）石淋应根据结石部位，指导患者进行适当运动。如肾区结石，可拍打肾区；肾下盏结石，可做翻跟斗、倒立动作；输尿管结石，可多做跳跃、颠簸运动，多饮水；膀胱结石，应鼓励患者憋尿后用力排尿，多饮水，待膀胱尿量充盈时用力排尿，以利于结石排出而减轻疼痛。石淋绞痛时，予以耳穴压豆，取肾、膀胱、交感等穴，每日按压 3 次，每次 3～5 分钟，以患者能忍受为度。

（10）定时测量体温，若体温超过 38.5℃时，可针刺曲池、合谷、大椎等穴，强刺激，不留针，用泻法；或取十宣、少商穴，用点刺放血法，必要时行物理降温或药物降温。降温处理后 30 分钟，应测量体温并记录。

6. 预防调护

（1）消除各种外邪入侵和湿热内生的因素，如冷暖失宜、忍尿不解、过食肥腻、纵欲过劳、外阴不洁等。

（2）积极治疗消渴、痨疾等原发病，以防止淋证的发生。减少不必要的尿道器械操作。

（3）指导患者应用松弛技术疗法，如缓慢的深呼吸、全身肌肉放松、练气功、听轻松愉快的音乐和歌曲、想象、有节律地按摩等，以分散注意力。

（4）加强体育锻炼，提高机体防御能力。

（5）预防为主，合理摄食，适当多饮水，促使多排尿，对防止发生本病有积极作用；调和喜怒，避免七情过极。

/ 第二十三章 / 癃 闭

癃闭是以小便量少、排尿困难，甚则小便闭塞不通为主症的一种病证。其中小便不畅、点滴而短少、病势较缓者称为癃；小便闭塞、点滴不通、病势较急者称为闭。癃与闭都是指排尿困难，二者只是在程度上有差别，因此多合称为癃闭。

根据本病的临床表现，类似于西医学中各种原因引起的尿潴留及无尿症，如神经性尿闭、膀胱括约肌痉挛、尿道结石、尿路肿瘤、尿道损伤、尿道狭窄、前列腺增生症、脊髓炎等病所出现的尿潴留，以及肾功能不全引起的少尿、无尿症。对上述疾病，可参照本章内容辨证论治，同时还应注意结合辨病求因治疗。

一、中医辨证论治

1. 膀胱湿热证

小便点滴不通，或量极少而短赤灼热，小腹胀满，口苦口黏，或口渴不欲饮，或大便不畅，舌质红，苔黄腻，脉数。

证机概要：湿热壅结下焦，膀胱气化不利。

治法：清利湿热，通利小便。

代表方：八正散加减。本方清热利湿、通利小便，适用于湿热蕴结膀胱之排尿不畅、小便黄赤灼热等症。

2. 肺热壅盛证

小便不畅或点滴不通，咽干，烦渴欲饮，呼吸急促，或有咳嗽，舌红，苔薄黄，脉数。

证机概要：肺热壅盛，失于肃降，不能通调水道，无以下输膀胱。

治法：清泄肺热，通利水道。

代表方：清肺饮加减。本方清肺泄热利水，适用于热壅肺气，气不布津之癃闭。

3. 肝郁气滞证

小便不通或通而不爽，情志抑郁，或多烦善怒，胁腹胀满，舌红，苔薄黄，脉弦。

证机概要：肝气失于疏泄，三焦气机失宣，膀胱气化不利。

治法：疏利气机，通利小便。

代表方：沉香散加减。本方疏达肝气、活血行水，适用于气机郁滞所致的癃闭。

4. 浊瘀阻塞证

小便点滴而下，或尿如细线，甚则阻塞不通，小腹胀满疼痛，舌紫黯，或有瘀点，脉涩。

证机概要：瘀血败精，阻塞尿路，水道不通。

治法：行瘀散结，通利水道。

代表方：代抵当丸加减。本方活血化瘀散结，适用于瘀血阻塞尿道所致的癃闭。

5. 脾气不升证

小腹坠胀，时欲小便而不得出，或小便量少而不畅，神疲乏力，食欲不振，气短而语声低微，舌淡，苔薄脉细。

证机概要：脾虚运化无力，升清降浊失职。

治法：升清降浊，化气行水。

代表方：补中益气汤合春泽汤加减。前方益气升清，用于中气下陷所致诸症；后方益气通阳利水，用于气阳虚损，不能化水，口渴而小便不利之证。二方合用，益气升清，通阳利水，适用于中气下陷之癃闭。

6. 肾阳衰惫证

小便不通或点滴不爽，排出无力，面色㿠白，神气怯弱，畏寒肢冷，腰膝冷而酸软无力，舌淡胖，苔薄白，脉沉细或弱。

证机概要：肾中阳气虚衰，气化不及州都。

治法：温补肾阳，化气利水。

代表方：济生肾气丸加减。本方温肾通阳、化气行水，适用于肾阳不足、气化无权之癃闭。

二、中医护理

1. 起居调护

（1）保持室内空气新鲜流通，经常开窗通风，温湿度良好。

（2）保持居室整洁，及时清除呕吐物，更换污染的被单衣物。保持床单干燥、平整，以免秽浊之气刺激。

（3）室内每日进行空气紫外线消毒 1～2 次，或点燃苍术艾叶香。

（4）重视个人卫生，应经常洗澡，每日清洗外阴部，保持内衣裤干净卫生，减少细菌感染，防止发生淋证。女性患者应忌盆浴，注意月经期、孕期卫生，可用黄柏水或 1：10000 高锰酸钾溶液外洗，每日 2 次；女婴应勤换尿布，避免粪便污染尿道。

（5）注意患者的口腔护理，督促并协助患者饭前、饭后、睡前用淡盐水或银花甘草液漱口。及时发现和处理口腔的隐患，如龋齿、牙龈炎、口腔溃疡等，有溃疡可在漱口后用冰硼散等涂局部。平时多饮水、勤排尿，以冲洗膀胱和尿道，每次排尿尽量使膀胱排空。

（6）指导和协助患者做好皮肤的护理。卧床的患者应帮助其保持床铺清洁、干燥。患者需经常更换体位，并注意皮肤的清洁和保护，避免发生压疮。

（7）避免直接吹风，注意防寒保暖，节制房事，保持大便通畅。

（8）督促患者充分卧床休息，避免过劳，尤其是年迈久病体虚者、产后或术后者和小腹胀满疼痛较剧时。协助做好生活护理，如穿衣、洗漱、如厕、进食等，以减少能量消耗。

2. 饮食调护

饮食清淡，宜食富有营养、易消化、富含维生素及纤维素的食物。少餐，定时定量，以减轻脾胃的负荷。忌辛辣刺激、肥腻、烟酒等生湿助火之物。饮食多样化，温度适宜，注意食物的色、香、味、美，创造良好的饮食环境，以刺激和增进患者的食欲。适当控制饮水量，根据不同证型给予相应饮食指导。

（1）热证者：宜食清淡、凉润，忌肥腻辛热之品。膀胱湿热者，鼓励多饮水，可予西瓜汁、绿豆汤、冬瓜汤、白藕汁等频饮，以通利小便，可选食赤小豆粥等，忌辛辣肥甘、助火生湿之物；肺热壅盛者，饮食清淡，多予饮料，如西瓜汁、浓绿豆汤、梨汁、秋梨白藕汁等清凉饮料频饮，多吃梨、枇杷、萝卜、柑橘等，或用鲜芦根煎水代茶饮；阴虚内热者，可选食黑豆粥、补髓汤等。

（2）虚证者：宜食易消化、富营养的食物，忌生冷寒凉之品。中气不足者，饮食宜选易消化、富营养的食品。可食健脾益气之品，可多选食黄芪粥（黄芪30g，粳米50g，煮粥）、参枣粥、人参菠菜饺、山药汤圆等；肾阳衰惫者，饮食予以温补之品，以温肾健脾、扶阳益精，可选食粟米饭、杞子粥、胡桃粥、当归羊肉汤等，或常食茴香、葱白煎（茴香5g，葱白4根，同捣煎，去渣服）。可小酌葡萄酒，适当控制饮水量，尤其睡前少饮水。

（3）肝郁气滞者：可配合疏肝理气之饮食，如佛手汤、橘叶煎或香橼浆（鲜香橼1～2个，麦芽糖适量，蒸熟，捣烂，早晚各1匙）。

（4）尿路阻塞者：饮食宜清淡、富营养，少食肥甘厚腻之品，可配食核桃仁粥、鸡内金赤小豆粥等，可予金钱草煎水代茶。

3. 情志调护

（1）向患者讲解本病发生的原因、转归、预后情况，使其对自己的疾病有正确的认识，减轻焦虑。

（2）排尿困难、紧张不安者，应做好解释、安慰工作，或及时帮助其通小便，解除患者的痛苦，使其消除紧张、恐惧心理，积极配合治疗。

（3）指导患者自我放松，增强信心。

（4）关心体贴患者，经常了解患者的需要，多给予患者温暖和支持，安定患者的情绪。

（5）向患者说明情绪与疾病的关系，使其明白不良的情绪会导致机体功能紊乱、加重排尿困难，从而使其自觉调控情绪。

4.用药调护

（1）根据中医辨证的不同要求服用中药汤剂。观察用药后排尿的情况，并做好记录。

（2）指导患者按时服药，并注意服药后的效果及反应。膀胱湿热者，可用竹叶、芦根、金钱草各60g，或车前草30g，煎汤代茶饮，以清热利尿；肝郁气滞者，可服沉香粉、琥珀粉各1g，每日2次；伴血尿者，服三七粉1.5g，琥珀粉1g，每日2次；小便点滴不尽、小腹胀满难忍者，可用麝香粉0.15～0.3g吞服。

（3）尿路阻塞者，应适当饮水，定时排尿，避免服用磺胺类药物。

5.病时调护

（1）观察膀胱的充盈程度、排尿难易及小便的次数、色、质、量、气味。如见膀胱区无明显充盈征象，24小时尿量少于500mL，应警惕肾衰竭所致的无尿症。

（2）注意观察排尿不畅是否伴腰痛，有无砂石、血块排出，及时留取标本送检。

（3）观察小腹膨胀情况，记录排尿次数和尿量。

（4）密切观察病情，检测体温等变化，若出现感染征象，应及时就诊。

（5）严密观察患者的神志、食欲及精神、恶心呕吐、腹胀腹痛等情况，如果出现头晕、倦怠、胸闷、喘促、恶心呕吐、食欲不振、尿少、水肿等表现，应及时去医院就诊。

（6）鼓励和指导患者在能耐受的范围内适当活动，逐渐增加活动量。监测患者对活动的反应，如活动时患者的面色、神志、精神状况，有无头晕目眩、心悸、气促、汗出、发绀等。

（7）鼓励膀胱湿热患者多饮水，以通利小便，助湿热之邪从小便排出。

（8）尿路阻塞重症患者应卧床休息，辅以局部按揉，必要时去医院进行手术治疗。少尿者应准确记录 24 小时出入液体量，按入液量＝前一日总出量＋500mL 的原则，控制液体的摄入量，并根据病情适当限制钾盐和钠盐的摄入。

（9）经内服、外用仍未见效者可考虑导尿术，必要时留置导尿管，定时放尿，注意做好会阴部护理。必要时去医院行膀胱造瘘术治疗，做好造瘘口的护理。

6. 中医护理适宜技术

（1）诱导排尿：有意识地让患者静听流水声或观察水管流水，或用温水冲洗会阴部等。适当改变体位，扶患者起床站立排尿，或做少腹部膀胱区按摩，协助膀胱气化排尿，按摩时用力要均匀缓慢。

（2）取嚏或探吐：用消毒棉签刺激鼻黏膜取嚏，或用压舌板刺激喉部致恶心、呕吐，开其上窍则下窍自通，即"提壶揭盖"之意。肾衰竭所致无尿症者禁用。也可用皂角粉末少许吹鼻取嚏。

（3）外敷法

①食盐半斤炒热，用布包，敷熨脐腹，冷后随即更换。

②独头蒜 1 个，栀子 3 枚，盐少许，捣烂摊纸上，贴脐或敷阴囊上；或用葱白 1.5kg 切细布包，炒热敷脐。肾阳衰败者，用葱白热熨少腹。

③白矾 30g 研末，用醋调包脚心，以有尿解出为度。

④蜗牛 3 个，连壳捣碎，敷于脐部，以手按揉，加麝香 1 分（0.3g），效果更好。

⑤中气不足者，配合用热水袋敷小腹部。

（4）浸泡或熏蒸

①用盐水或药物煎汤浸浴，温度不宜过高，以 40 ～ 42℃为宜，防止烫伤，每次 15 ～ 20 分钟，每日 1 ～ 2 次。

②肺热壅盛者，用瓜蒌煎水坐浴。

③黄酒 1000mL 倒盆内，浸泡双足，每次 40 ～ 60 分钟。

7. 预防调护

（1）生活起居相宜，顺应季节变化。尤其要注意下身保暖，勿受凉。

（2）养成清洁卫生的习惯，戒除不良因素，如忍尿不解等。

（3）久病体虚，首当保证休息，不可劳倦太过，宜起居有节，清心寡欲，淡泊宁静。积极治疗淋病、水肿、结石、肿瘤等疾病，对防止癃闭的发生有重要意义。

（4）定时活动，增强体质，以不疲劳为度。如散步、打太极拳、练气功、做广播操等。

（5）调畅情志，避免忧郁恼怒、七情过激，保持心境平和、心情舒畅。可配合练内养功、放松功或听音乐、读书报等，帮助移情易性。

（6）饮食规律。戒烟酒。

郁证是由于情志不舒、气机郁滞所致，以心情抑郁、情绪不宁、胸部满闷、胁肋胀痛，或易怒喜哭，或咽中如有异物梗塞等症为主要临床表现的一类病证。

根据郁证的临床表现，以及其以情志内伤为致病原因的特点，本病主要见于西医学的神经衰弱、癔症及焦虑症等。另外，也见于更年期综合征及反应性精神病。当这些疾病出现郁证的临床表现时，可参考本章辨证论治。

一、中医辨证论治

1. 肝气郁结证

精神抑郁，情绪不宁，胸部满闷，胁肋胀痛，痛无定处，脘闷嗳气，不思饮食，大便不调，苔薄腻，脉弦。

证机概要：肝郁气滞，脾胃失和。

治法：疏肝解郁，理气畅中。

代表方：柴胡疏肝散加减。本方疏肝理气、活血止痛，适用于肝郁不舒之证。

2. 气郁化火证

性情急躁易怒，胸胁胀满，口苦而干，或头痛、目赤、耳鸣，或嘈杂吞酸，大便秘结，舌质红，苔黄，脉弦数。

证机概要：肝郁化火，横逆犯胃。

治法：疏肝解郁，清肝泻火。

代表方：丹栀逍遥散加减。本方由逍遥散加牡丹皮、栀子而成，具有疏肝解郁、清泻肝火的功效，适用于肝郁化火之证。

3. 痰气郁结证

精神抑郁，胸部闷塞，胁肋胀满，咽中如有物梗塞，吞之不下，咯之不出，苔白腻，脉弦滑。本证亦即《金匮要略·妇人杂病脉证并治》所说"妇人咽中如有炙脔"之症。《医宗金鉴·诸气治法》将本证称为"梅核气"。

证机概要：气郁痰凝，阻滞胸咽。

治法：行气开郁，化痰散结。

代表方：半夏厚朴汤加减。本方行气开郁、降逆化痰，自《金匮要略》以来，即将本方作为治疗本证的主要方剂。

4. 心神失养证

精神恍惚，心神不宁，多疑易惊，悲忧善哭，喜怒无常，或时时欠伸，或手舞足蹈、骂詈喊叫等，舌质淡，脉弦。此种证候多见于女性，常因精神刺激而诱发。临床表现多种多样，但同一患者每次发作多为同样几种症状的重复。《金匮要略·妇人杂病脉证并治》将此种证候称为"脏躁"。

证机概要：营阴暗耗，心神失养。

治法：甘润缓急，养心安神。

代表方：甘麦大枣汤加减。本方养心安神、和中缓急，自《金匮要略》以来，即将本方作为治疗本证的主要方剂。

5. 心脾两虚证

多思善疑，头晕神疲，心悸胆怯，失眠健忘，纳差，面色不华，舌质淡，苔薄白，脉细。

证机概要：脾虚血亏，心失所养。

治法：健脾养心，补益气血。

代表方：归脾汤加减。本方补气生血、健脾养心，是治心脾两虚证的首选方剂。

6. 心肾阴虚证

情绪不宁，心悸、健忘，失眠、多梦，五心烦热，盗汗，口咽干燥，舌红少津，脉细数。

证机概要：阴精亏虚，阴不涵阳。

治法：滋养心肾。

代表方：天王补心丹合六味地黄丸加减。前方滋阴降火、养心安神，后方滋补肾阴，合用适宜于心肾阴虚之心悸、失眠、腰酸、遗泄。

二、中医护理

1. 起居调护

（1）房间可放置些许花草以怡情志，卧室光线宜暗，以利睡眠。

（2）冷暖适度，调节室内温度、湿度。室内温度一般以 18～21℃ 为宜，湿度以 50%～60% 为宜，以患者个体感觉舒适为宜，避免直接吹风。

（3）保持室内舒适、整洁，光线柔和，不宜过强，有条件时白天可挂一层窗纱以降低室内的亮度。室内灯光布置最好不采用日光灯，且照射的方向不要直射患者。在患者睡眠时关闭门窗，拉上窗帘，夜间睡眠时采用地灯。

（4）避免不良噪声，不要大声喧哗，保持室内安静。

（5）保持室内空气新鲜流通，避免不良气味。远离厨房油烟炒菜气味，防止烟尘及特殊气味的刺激。室内禁止吸烟，并劝患者戒烟。

（6）注意与呼吸道感染患者隔离。

（7）室内床铺软硬适度，平整、清洁，枕头高度适宜，置枕头于颈部，避免颈部悬空而感不适，盖被适宜。

（8）指导患者采取舒适的卧位，如脘痞嗳气者可取半卧位，休息时两手自然散开，肌肉放松。

2. 饮食调护

加强饮食调养，晚餐不宜过饱，宜进食清淡、易消化、富含营养的食物，忌食烟、酒、葱、椒等刺激性食物。多食蔬菜、水果，如番茄、冬瓜、山药、银耳、莲藕、豆芽、苹果、香蕉、西瓜、梨之类，补充鸭蛋、猪肝、海蜇等。患者拒食者，应耐心劝说或喂食，保证患者摄入充足的营养和水分，情绪不愉快时不要进食，保持心情愉快，促进食欲，饮食品种要可口、多样化，注意色香味美，合理饮食。可根据不同证型给予相应的饮食指导。

（1）肝气郁结：可食香橼醋，平时可食金橘饼，或以橘皮、佛手泡茶以和胃止郁，常食柑橘、金橘等水果。

（2）气郁化火：饮食宜清淡可口，忌酒类、香燥、辛热食物。

（3）气滞痰凝：可食茯苓饼或萝卜丝饼，以助化痰理气。若咽喉不适时，可以用陈皮 5g，玫瑰花、绿萼梅、厚朴花各 3g，开水泡服，以理气化痰。

（4）心神惑乱：应加强饮食调补，经常吃红枣桂圆汤、百合莲子汤、桂圆参蜜膏，忌浓茶、咖啡等。可食用冰糖莲子、柏子仁炖猪心以养心安神。

（5）心脾两虚：可多食平补心脾之品，如南瓜、牛肉、红枣等。

3. 情志调护

（1）做好细致的思想工作，通过与患者谈心、交流等，了解导致患者忧思的主客观因素，稳定患者情绪，在护理工作中要注意语言禁忌，减少不良因素的刺激。

（2）精神护理的重点是关心患者的疾苦，耐心细致地与患者建立良好关系，设法帮助解决其具体问题。

（3）应根据病情，帮助患者分析、认识自己的性格，科学地解释其所提出的各种疑问，劝说患者克服性格弱点，正确、冷静地对待客观事物和问题，消除忧虑、郁怒、紧张情绪。树立战胜疾病的信心。

（4）鼓励患者积极参与各项社会活动，增强与外界接触的适应能力，培养多种业余爱好，陶冶情操，针对不同证型的患者，做好心理减压。病情发作时，避免众人围观；指导患者学会自我排解不顺心的事情，不能耿耿于怀。

（5）加强情志调护，对患者要多加疏导，劝患者少忧愁、戒恼怒，不要过度思虑，保持心情舒畅，以利肝气条达。

4. 用药调护

（1）中药汤剂可早晚服，或多次分服，服药前后配合暗示疗法，以提高疗效。

（2）督促患者按时服药，药物遵医嘱，按时按量服用，并发药到口，防止吐药、丢药、藏药等。

（3）对于气滞痰凝患者，可用木蝴蝶、厚朴花各 3g，泡水代茶，以理气化痰；胸闷叹息，脘闷嗳气，可用鸡金粉、木香粉、郁金粉各 1.5g 调服，以疏肝理气；或给服越鞠丸 5g，每日 3 次；或左金丸加代赭石口含，慢慢吞药。失眠者，可予柏子养心丸 5g，或归脾丸 5g，或琥珀粉 1.5g，或五味子糖浆等，口服。胁痛者，可给服木香粉、延胡粉、郁金粉各 1g，以理气止痛。胸胁疼痛不移，多为气血瘀滞所致，可酌情给予玄胡止痛片或玄胡止痛颗粒，以理气活血止痛。

（4）肝气郁结者，服柴胡疏肝散时要避免与碳酸钙、硫酸镁、氢氧化铝等西药合用，以免降低药效。

5. 病时调护

（1）观察患者的精神、情绪、情感、睡眠、饮食及胸闷、胁痛的程度，有无吞咽梗阻、疼痛及能否进食等。

（2）观察患者平时发作时的表现，寻找诱发因素，并加以避免。注意患者在有人与无人在场时症状有无不同。

（3）精神抑郁较甚者，可用喜疗法，即应用恰当的言行、事物，使患者情志愉悦、心情舒畅，以达到气机调畅、经脉通利之功。同时让患者最信赖的人予以陪伴和劝慰，逐步使患者做到"移情易性"。

（4）指导患者做放松术，如缓慢地深呼吸、全身肌肉放松等。

（5）胸胁隐痛者，不宜过度疲劳，局部可予以热水袋热敷；若胸胁疼痛、胁胀痛不移，影响正常休息，多为气滞血瘀所致，可按医嘱酌情给予口服玄胡止痛片或玄胡止痛颗粒，以理气活血止痛。

（6）可采用气功导引法。气功导引是情志导引的有效手段。气功强调"入静""意守"，是加强内抑制的自控方法。练功时要求目不为视，口不为言，调和气息，运气养神，以达到"精神专一"而克服多思善虑、心悸胆怯等症。积极配合针刺疗法：取太冲、膻中、丰隆、鱼际、神门，强刺激。

（7）指导患者自我调护，改善失眠。睡前不看情节刺激的文章、电视节目，不做剧烈运动，不饮浓茶、咖啡等兴奋性饮料；每晚睡前用热水泡足，在劳宫、涌泉穴搓揉各100下。病情允许时，可于睡前散步1小时，做放松气功。

6. 中医护理适宜技术

（1）可针刺百会、神庭、印堂、四神聪等穴，以养心健脾安神。心烦较重者，加膻中穴；失眠者，加风池、神门穴；食欲不振者，加中脘、足三里穴；便秘者，加天枢穴；腹胀者，加天枢、章门穴；心悸胸闷者，加内关、太冲穴；尿频者加中极、水道穴。

（2）患者可行自我保健按摩。肝气郁结者，点按太冲穴；痰气郁结者，点按丰隆穴；心神失养者，按揉神门穴；心脾两虚者，掌揉中脘穴，或王不留行子贴压心、肾等耳穴。便秘者，可用中药外敷神阙穴，以润肠通便，每日睡前顺时针按摩腹部，促进肠蠕动。

7. 预防调护

（1）平时注意养生方法，适当活动，如练气功、打太极拳等以调和气血。

（2）进行自我心理调节，避免郁怒，合理休息。听些轻音乐以调节情绪。

消渴是以多饮、多食、多尿、乏力、消瘦或尿有甜味为主要临床表现的一种疾病。

根据消渴病的临床特征，主要是指西医学的糖尿病。其他如尿崩症等，如具有多尿、烦渴的临床特点，与消渴病有某些相似之处者，亦可参考本章辨证论治。

一、中医辨证论治

（一）上消

肺热津伤证

口渴多饮，口舌干燥，尿频量多，烦热多汗，舌边尖红，苔薄黄，脉洪数。

证机概要：肺脏燥热，津液失布。

治法：清热润肺，生津止渴。

代表方：消渴方加减。本方清热降火、生津止渴，适用于消渴肺热津伤之证。

（二）中消

1. 胃热炽盛证

多食易饥，口渴，尿多，形体消瘦，大便干燥，苔黄，脉滑实有力。

证机概要：胃火内炽，胃热消谷，耗伤津液。

治法：清胃泻火，养阴增液。

代表方：玉女煎加减。本方清胃滋阴，适用于消渴胃热阴虚，多食易饥、口渴等症。

2. 气阴亏虚证

口渴引饮，能食与便溏并见，或饮食减少，精神不振，四肢乏力，体瘦，舌质淡红，苔白而干，脉弱。

证机概要：气阴不足，脾失健运。

治法：益气健脾，生津止渴。

代表方：七味白术散加减。本方益气健脾生津，适用于消渴之津气亏虚者。《医宗金鉴》等书将本方列为治消渴的常用方之一。可合用生脉散，以益气生津止渴。

（三）下消

1. 肾阴亏虚证

尿频量多，混浊如脂膏，或尿甜，腰膝酸软，乏力，头晕耳鸣，口干唇燥，皮肤干燥，瘙痒，舌红苔少，脉细数。

证机概要：肾阴亏虚，肾失固摄。

治法：滋阴固肾。

代表方：六味地黄丸加减。本方滋养肾阴，适用于消渴肾阴亏虚之证。

2. 阴阳两虚证

小便频数，混浊如膏，甚至饮一溲一，面容憔悴，耳轮干枯，腰膝酸软，四肢欠温，畏寒肢冷，阳痿或月经不调，舌苔淡白而干，脉沉细无力。

证机概要：阴损及阳，肾阳衰微，肾失固摄。

治法：滋阴温阳，补肾固涩。

代表方：金匮肾气丸加减。方中以六味地黄丸滋阴补肾，并用附子、肉桂以温补肾阳。主治阴阳两虚，尿频量多、腰酸腿软、形寒、面色黧黑等症。《医贯·消渴论》对本方在消渴病中的应用作了较好的阐述："盖因命门火衰，不能蒸腐水谷，水谷之气不能熏蒸上润乎肺，如釜底无薪，锅盖干燥，故渴。至于肺亦无所禀，不能四布水津，并行五经，其所饮之水，未经火化，直入膀胱，正谓饮一升溲一升，饮一斗溲一斗，试尝其味甘而不咸可知矣。故用附子、肉桂之辛热，壮其少火，灶底加薪，枯笼蒸溽，槁禾得雨，生意维新。"

二、中医护理

1. 起居调护

（1）冷暖适度，调节室内温度、湿度。室内温度一般以 18～21℃为宜，湿度以 50%～60% 为宜，以患者个体感觉舒适为宜，避免直接吹风。

（2）保持室内舒适、整洁，光线柔和，不宜过强，有条件时白天可挂一层窗纱以降低室内的亮度。室内灯光布置最好不采用日光灯，且照射的方向不要直射患者。

（3）避免不良噪声，不要大声喧哗，室内保持安静。

（4）保持室内空气新鲜流通，避免不良气味。远离厨房油烟炒菜气味，防止烟尘及特殊气味的刺激。室内禁止吸烟，并劝患者戒烟。

（5）注意与呼吸道感染患者隔离。

（6）注意个人卫生，保持口腔、皮肤、足的卫生，勤刷牙、勤洗澡、勤换衣、勤剪指甲，妇女应保持外阴部的卫生。做好足部的保护，穿鞋应宽大，防止糖尿病足的发生。

（7）选用软毛牙刷，刷牙时动作要轻柔，饭前饭后用生理盐水或银花甘草液漱口。注意用眼卫生，定期查视力、眼底。

（8）加强基础护理，要帮助长期卧床患者定期翻身，受压部位每日用红花酒精按摩，保持床铺清洁、干燥、平整，防止潮湿、排泄物刺激皮肤，预防压疮发生。

2. 饮食调护

饮食宜少食油腻、煎炸食物，宜食冬瓜、番茄等。口渴甚者可用鲜芦根煎汤代茶。需进行严格的饮食护理，指导患者注意饮食宜忌，勿擅自进食，总的饮食原则是选择高维生素、低糖、低淀粉、营养丰富、易消化的食物，忌一切含糖类的食物及饮料，禁烟酒。勿暴饮暴食，要定时定量，少量多餐。在尿糖和血糖控制后，可吃梨、西瓜、橙子等，平时可吃黄瓜、番茄等蔬菜，并根据不同证型进行饮食调节。

（1）上消，肺热津伤：清淡饮食，选清热润燥之食物，如生芦根粥、生石膏粥、地黄粥、雪梨饮等，也可选食冬瓜、山药、瘦肉、鸡蛋等。适当控制食量，多食具有清热养阴生津作用的蔬菜，如苦瓜、菠菜、番茄、萝卜、鳝鱼等，忌辛辣食物及烟酒。或用鲜芦根、天冬、麦冬，或生地黄、玄参、天花粉，泡水代茶，以生津止渴。

（2）中消，胃热炽盛：节制饮食，主食应控制在 6～8 两 / 日，不可擅自改变定量，增加主食，饥饿时可给玉米、豆渣、黄豆、花生米嚼食，或给其他蔬菜充饥，如南瓜、洋葱、黄瓜、茭白、番茄、芹菜，忌食蜜饯、香蕉、藕、芋头等。可用天花粉、黄连各 90g，为末，炼蜜为丸，麦冬煎汤送服，每服 10g，每日 2 次。或地骨皮 50g，煎水代茶饮。

（3）下消，肾阴亏虚：宜食枸杞粥、金樱子粥、桑葚汁、黄精粥等滋肾润燥。可用番茄 50g，小米 50g，加水 2000～3000mL，熬粥常食。

（4）下消，阴阳两虚：多食温阳滋肾之食物，如杜仲腰花、桂心粥能健脾胃，韭菜粥可补肝肾等。可用山药 100g，黄芪 50g，水煎服，每日 1 剂，以补益脾肾、益气养阴。或猪肾 1 对，杜仲或核桃 30g，炖熟服用。

3. 情志调护

（1）调畅情志，给予疏导安慰，以消除久病而致忧伤的情绪，增强患者治病的信心。

（2）本病是终身疾病，需长期坚持治疗。耐心做好患者的思想工作，告知患者保持心情愉快，遇事勿恼怒，避免情志刺激，扰动五志生火。

（3）向患者宣传本病的有关知识，介绍病情控制良好的病例，设法消除患者的思想顾虑，增强其与慢性病作斗争的信心。

（4）耐心倾听患者的疾苦，帮助患者获取家庭和社会的支持与关怀，使糖尿病患者享受与正常人同样的寿命与生活质量。

（5）关心、体贴、理解、同情患者，使患者感到温暖、信任感、精神愉快。

4. 用药调护

（1）中药汤剂宜温服；丸药用温水送服，或用水浸化后服用。

（2）服用降糖药或用胰岛素治疗时，严格按照医嘱规定的药量、给药途径、给药时间执行。

（3）向患者详细说明降糖药应用与疾病的关系，要严格掌握使用原则、使用方法。

①口服降糖药治疗时必须严格按医嘱执行，如磺酰脲类药应在饭前半小时服用，双胍类药在饭后服用，以达到最佳疗效。

②用胰岛素者应注意掌握时间和剂量，正确掌握短效、中效、长效胰岛素的使用方法，要严格按照无菌操作规程，经常变换注射部位，随时监测血糖变化，以防发生低血糖。

（4）降糖药物的剂量与进食关系极为密切，指导患者必须严格遵医嘱，准时、准量应用，若偶尔发生未进食或过量进食的情况，都必须调整用量，否则容易发生低血糖。

（5）燥热伤肺，口干烦渴者，可口服玉泉丸，或用鲜芦根煎汤代茶，或用生地黄、玄参、天花粉泡水代茶。便秘者可用番泻叶泡服。肾阴亏虚者可服用知柏地黄丸，或枸杞子煎水代茶，以滋阴养肝肾。阴阳两虚者，汤剂宜文火久煎，顿服，或长期服用金匮肾气丸和消渴丸。

5. 病时调护

（1）观察患者"三多一少"症状，注意并记录纳食、饮水、体重、小便及神志、气味、面色、脉象、汗出等情况。

（2）注意观察患者生命体征的变化、视力、皮肤及全身情况，尤其是足部皮肤温度、感觉、知觉等，防止发生各种并发症。

（3）注意观察有无低血糖表现，警惕酮症酸中毒的发生，注意有无厌食、呕吐、腹痛、神志异常、口中有烂苹果味等症。

（4）使用胰岛素时要观察有无胰岛素过敏反应，并及时处理。

（5）指导患者正确掌握"运动疗法"。适当运动，以不疲劳为度，持之以恒，最好固定在餐后1小时，如步行、打太极拳、打乒乓球、上下楼梯、做家务劳动等，以持续半小时为好。

（6）教会患者做足部运动操，鞋袜要宽松、柔软，注意四肢末梢保暖，每日用热水泡脚，以促进血液循环。

（7）指导皮肤瘙痒者勿用指甲搔抓，避免损伤皮肤。合并末梢神经病变者，使用热水袋保温时，要注意避免引起烫伤。

（8）注意保养视力，少阅读书报，勿看电视，多闭目养神。视力模糊者，遵医嘱用珍珠明目液或白内停滴眼液等滴眼。

（9）轻症者可适当活动，肥胖者应加强锻炼、减轻体重，以不疲劳为度，重症者绝对卧床休息。

（10）应用胰岛素治疗的患者，随身带保健卡和适当食物，注明姓名、住址、病名、膳食治疗情况、所用胰岛素的种类及剂量等，以防低血糖的发生，便于及时抢救。

（11）指导患者掌握血糖、尿糖的自测方法。

①血糖自测：使用一滴血血糖仪，每日7次，3餐前后共6次，加晚间入睡前1次。空腹血糖 ≥ 7.0mmol/L 和（或）餐后2小时血糖 ≥ 11.1mmol/L 为诊断糖尿病的主要依据，也是判断糖尿病病情和疗效的主要指标。

②尿糖自测：尿糖阳性是诊断糖尿病的重要依据。目前多用尿糖试纸，其一端浸有葡萄糖氧化剂，当与尿液中葡萄糖接触一定时间后，与标准比色板比色即可知结果。

6. 中医护理适宜技术

（1）肾阴亏损患者可按摩足少阴肾经、足厥阴肝经及任、督两脉，以及肾俞、三阴交、太白、太溪、涌泉等穴位，以达到疏通脉络、舒筋活血的作用。

（2）防止烫伤、冻伤及各种外伤，保持皮肤、口腔、外阴清洁，以免发生感染。皮肤干燥，可用润肤类油膏涂擦；皮肤瘙痒，可用温盐水或苏打水擦拭后涂以尿素霜。

（3）阴部瘙痒，用苦参、蛇床子煎水坐浴或熏洗。

（4）肢痛、肢麻者用中药沐足或熏洗。

（5）患痈疽者应及时予以治疗。一般而言，消渴病患者不宜针灸。

（6）按摩睛明、四白、丝竹空等穴位，以辅助通络明目。

7. 预防调护

（1）注意节制饮食，根据医嘱所制订的热量供应、分配原则，合理进食。中年以后，饮食偏多、形体肥胖者，应警惕本病的发生，要及时采取措施，控制饮食，使体重保持在正常范围。常吃黑芝麻、葱、胡萝卜等，有助于改善乏力症状。

（2）生活要有规律，进行适当的运动，避免情志过激。

（3）指导患者注意防寒保暖、预防感冒，避免与上呼吸道感染的患者接触，积极预防感染。

（4）做好糖尿病的三级预防教育工作。一级预防：预防糖尿病的发病，即对有可能发生糖尿病的人群进行监测和教育，可通过画册、报刊教育完成；二级预防：对已确诊为糖尿病者，延缓糖尿病并发症的发生，做到早期诊断、早期治疗；三级预防：对已有并发症的患者进行加强治疗，延缓发展，提高生活质量，减低致残率。

凡血液不循常道，或上溢于口鼻诸窍，或下泄于前后二阴，或渗出于肌肤，所形成的一类出血性疾患，统称为血证。在古代医籍中，亦称为血病或失血。

血证的范围相当广泛，凡以出血为主要临床表现的内科病证均属本证的范围。本章讨论内科常见的鼻衄、齿衄、咳血、吐血、便血、尿血、紫斑等血证。

西医学中多种急慢性疾病所引起的出血，包括多系统疾病，有出血症状者，以及造血系统病变所引起的出血性疾病，均可参考本章辨证论治。

一、中医辨证论治

（一）鼻衄

鼻腔出血，称为鼻衄，它是血证中最常见的一种。鼻衄多由火热迫血妄行所致，其中以肺热、胃热、肝火常见，但也可因阴虚火旺所致。另有少数患者，可由正气亏虚、血失统摄引起。

鼻衄可因鼻腔局部疾病及全身疾病而引起。内科范围的鼻衄主要见于某些传染病、发热性疾病、血液病、风湿热、高血压、维生素缺乏症、化学药品及药物中毒等引起的鼻出血。至于鼻腔局部病变引起的鼻衄，一般属于五官科疾病的范畴。

1. 热邪犯肺证

鼻燥衄血，口干咽燥，或兼有身热、恶风、头痛、咳嗽、痰少等症，舌质红，苔薄，脉数。

证机概要：燥热伤肺，血热妄行，上溢清窍。

治法：清泄肺热，凉血止血。

代表方：桑菊饮加减。本方疏散风热、宣肺止咳，适用于热邪犯肺的鼻衄，恶风发热、咳嗽等症。

2. 胃热炽盛证

鼻衄，或兼齿衄，血色鲜红，口渴欲饮，鼻干，口干臭秽，烦躁，便秘，舌红，苔黄，脉数。

证机概要：胃火上炎，迫血妄行。

治法：清胃泻火，凉血止血。

代表方：玉女煎加减。本方滋阴清胃泻火，适用于胃热炽盛的鼻衄，或兼齿衄、头痛、牙痛、烦热口渴、舌红、苔黄等症。

3. 肝火上炎证

鼻衄，头痛，目眩，耳鸣，烦躁易怒，两目红赤，口苦，舌红，脉弦数。

证机概要：火热上炎，迫血妄行，上溢清窍。

治法：清肝泻火，凉血止血。

代表方：龙胆泻肝汤加减。本方清泻肝胆火热，适用于肝火上炎的鼻衄。

4. 气血亏虚证

鼻衄，或兼齿衄、肌衄，神疲乏力，面色㿠白，头晕，耳鸣，心悸，夜寐不宁，舌质淡，脉细无力。

证机概要：气虚不摄，血溢清窍，血去气伤，气血两亏。

治法：补气摄血。

代表方：归脾汤加减。本方补气生血、健脾养心，适用于吐血、衄血、神疲乏力、心悸气短、面色苍白、舌淡、脉细等症。

对以上各种证候的鼻衄，除内服汤药治疗外，鼻衄时应结合局部用药治疗，以期及时止血。可选用以下方法。①局部用云南白药止血；②用棉花蘸青黛粉塞入鼻腔止血；③用湿棉条蘸塞鼻散（百草霜 15g，龙骨 15g，枯矾 60g，共研极细末）塞鼻等。

（二）齿衄

齿龈出血称为齿衄，又称为牙衄、牙宣。以阳明经脉入于齿龈，齿为骨之余，故齿衄主要与胃肠及肾的病变有关。齿衄可由齿龈局部病变或全身疾病所引起。内科范围的齿衄，多由血液病、维生素缺乏症及肝硬化等疾病所引起。至于齿龈局部病变引起的齿衄，一般属于口腔科疾病范围。

1. 胃火炽盛证

齿衄，血色鲜红，齿龈红肿疼痛，头痛，口臭，舌红，苔黄，脉洪数。

证机概要：胃火内炽，循经上犯，灼伤血络。

治法：清胃泻火，凉血止血。

代表方：加味清胃散合泻心汤加减。前方清胃凉血，后方泻火解毒，二方合用，有较强的清胃泻火、凉血止血作用。

2. 阴虚火旺证

齿衄，血色淡红，起病较缓，常因受热及烦劳而诱发，齿摇不坚，舌质红，苔少，脉细数。

证机概要：肾阴不足，虚火上炎，络损血溢。

治法：滋阴降火，凉血止血。

代表方：六味地黄丸合茜根散加减。前方滋阴补肾，后方养阴清热，凉血止血，合用于阴虚火旺的血证。

（三）咳血

血由肺及气管外溢，经口而咳出，表现为痰中带血，或痰血相兼，或纯血鲜红，兼夹泡沫，均称为咳血，亦称为嗽血或咯血。

咳血见于多种疾病，许多杂病及温热病都会引起咳血。内科范围的咳血，主要见于呼吸系统的疾病，如支气管扩张症、急性气管－支气管炎、慢性支气管炎、肺炎、肺结核、肺癌等。其中由肺结核、肺癌所致者，尚需参阅本书的肺痨等相应内容。温热病中的风温、暑温都会导致咳血，详见《温病学》有关内容。

1. 燥热伤肺证

喉痒咳嗽，痰中带血，口干鼻燥，或有身热，舌质红，少津，苔薄黄，脉数。

证机概要：燥热伤肺，肺失清肃，肺络受损。

治法：清热润肺，宁络止血。

代表方：桑杏汤加减。本方清宣肺热、肃肺止咳，适用于燥热伤肺的咳嗽、口鼻干燥、痰黏带血、舌红少津等症。

2. 肝火犯肺证

咳嗽阵作，痰中带血或纯血鲜红，胸胁胀痛，烦躁易怒，口苦，舌质红，苔薄黄，脉弦数。

证机概要：木火刑金，肺失清肃，肺络受损。

治法：清肝泻火，凉血止血。

代表方：泻白散合黛蛤散加减。前方清泻肺热，后方泻肝化痰，合用并加止血药适用于肝火犯肺的咳血。

3. 阴虚肺热证

咳嗽痰少，痰中带血，或反复咳血，血色鲜红，口干咽燥，颧红，潮热盗汗，舌质红，脉细数。

证机概要：虚火灼肺，肺失清肃，肺络受损。

治法：滋阴润肺，宁络止血。

代表方：百合固金汤加减。本方养阴润肺止咳，适用于阴虚肺热的咳嗽痰少、痰中带血、口燥咽干、潮热、颧红等。

（四）吐血

血由胃来，经呕吐而出，血色红或紫黯，常夹有食物残渣，称为吐血，亦称为呕血。古代曾将吐血之有声者称为呕血，无声者称为吐血。但从临床实际情况看，两者不易严格区别，且在治疗上亦无区分的必要，正如《医碥·吐血》说："吐血即呕血。旧分无声曰吐，有声曰呕，不必。"

吐血主要见于上消化道出血，其中以消化性溃疡出血及肝硬化所致的食管－胃底静脉曲张破裂出血最多见，其次见于食管炎、胃黏膜脱垂症及急慢性胃炎等，以及某些全身性疾病（如血液病、尿毒症、应激性溃疡）引起的出血。

1. 胃热壅盛证

脘腹胀闷，嘈杂不适，甚则作痛，吐血色红或紫黯，常夹有食物残渣，口臭，便秘，大便色黑，舌质红，苔黄腻，脉滑数。

证机概要：胃热内郁，热伤胃络。

治法：清胃泻火，化瘀止血。

代表方：泻心汤合十灰散加减。前方清胃泻火，后方清热凉血、收涩止血，为治疗血证的常用方剂。两方合用，适用于胃热壅盛的吐血。

2. 肝火犯胃证

吐血色红或紫黯，口苦胁痛，心烦易怒，寐少梦多，舌质红绛，脉弦数。

证机概要：肝火横逆，胃络损伤。

治法：泻肝清胃，凉血止血。

代表方：龙胆泻肝汤加减。本方清肝泄热、清利湿热，适用于肝火犯胃的吐血。

3. 气虚血溢证

吐血缠绵不止，时轻时重，血色暗淡，神疲乏力，心悸气短，面色苍白，舌质淡，脉细弱。

证机概要：中气亏虚，统血无权，血液外溢。

治法：健脾益气摄血。

代表方：归脾汤加减。本方补气生血、健脾养心，适用于吐血、便血、神疲气短、心悸乏力、舌淡、脉细等。

（五）便血

便血系胃肠脉络受损，出现血液随大便而下，或大便呈柏油样为主要临床表现的病证。便血均由胃肠之脉络受损所致。内科杂病的便血主要见于胃肠道的炎症、溃疡、肿瘤、息肉、憩室炎等。

1. 肠道湿热证

便血色红黏稠，大便不畅或稀溏，或有腹痛、口苦，舌质红，苔黄腻，脉濡数。

证机概要：湿热蕴结，脉络受损，血溢肠道。

治法：清化湿热，凉血止血。

代表方：地榆散合槐角丸加减。两方均能清热化湿、凉血止血，但两方比较，地榆散清化湿热之力较强，而槐角丸则兼能理气活血，可根据临床需要酌情选用其中一方，或两方合用。

2. 气虚不摄证

便血色红或紫黯，食少，体倦，面色萎黄，心悸，少寐，舌质淡，脉细。

证机概要：中气亏虚，气不摄血，血溢胃肠。

治法：益气摄血。

代表方：归脾汤加减。本方补气生血、健脾养心，适用于气虚不摄的血证。

3. 脾胃虚寒证

便血紫黯，甚则黑色，腹部隐痛，喜热饮，面色不华，神倦懒言，便溏，舌质淡，脉细。

证机概要：中焦虚寒，统血无力，血溢胃肠。

治法：健脾温中，养血止血。适用于脾阳不足的便血、吐血、四肢不温、面色萎黄、舌淡、脉沉细者。

代表方：黄土汤加减。本方温阳健脾、养血止血。适用于脾阳不足的便血、吐血、四肢不温、面色萎黄、舌淡、脉细者。

（六）尿血

小便中混有血液，甚或伴有血块的病证，称为尿血。随出血量多少的不同，小便呈淡红色、鲜红色或茶褐色。以往所谓尿血，一般均指肉眼血尿而言。但随着检测手段的发展，出血量微少，用肉眼不易观察到而仅在显微镜下才能发现红细胞的"镜下血尿"，现在也应包括在尿血之中。尿血是一种比较常见的病证。西医学所称的尿路感染、肾结核、肾小球肾炎、泌尿系肿瘤，以及全身性疾病，如血液病、结缔组织疾病等出现的血尿，均可参考本节辨证论治。

1. 下焦湿热证

小便黄赤灼热，尿血鲜红，心烦口渴，面赤口疮，夜寐不安，舌质红，脉数。

证机概要：热伤阴络，血渗膀胱。

治法：清热利湿，凉血止血。

代表方：小蓟饮子加减。本方清热利水、凉血止血，适用于尿血鲜红、小便频数、灼热黄赤者。

2.肾虚火旺证

小便短赤带血，头晕耳鸣，神疲，颧红潮热，腰膝酸软，舌质红，脉细数。

证机概要：虚火内炽，灼伤脉络。

治法：滋阴降火，凉血止血。

代表方：知柏地黄丸加减。本方滋阴降火，适用于肾虚火旺的尿血，骨蒸潮热，盗汗梦遗，腰膝酸软。

3.脾不统血证

久病尿血，甚或兼见齿衄、肌衄，食少，体倦乏力，气短声低，面色不华，舌质淡，脉细弱。

证机概要：中气亏虚，统血无力，血渗膀胱。

治法：补中健脾，益气摄血。

代表方：归脾汤加减。本方补气生血、健脾养心，适用于脾不统血的尿血。

4.肾气不固证

久病尿血，血色淡红，头晕耳鸣，精神困惫，腰脊酸痛，舌质淡，脉沉弱。

证机概要：肾虚不固，血失藏摄。

治法：补益肾气，固摄止血。

代表方：无比山药丸加减。本方补肾固摄，适用于肾气不固所致的尿血，腰膝酸软，头晕耳鸣。

（七）紫斑

血液溢出于肌肤之间，皮肤表现青紫斑点或斑块的病证，称为紫斑，亦有称为肌衄者。外感温毒所致的则称葡萄疫。内科杂病的紫斑，常见于西医学的原发性血小板减少性紫癜及过敏性紫癜。此外，药物、化学和物理因素等引起的继发性血小板减少性紫癜，亦可参考本节辨证论治。

1. 血热妄行证

皮肤出现青紫斑点或斑块，或伴有鼻衄、齿衄、便血、尿血，或有发热、口渴、便秘，舌质红，苔黄，脉弦数。

证机概要：热壅经络，迫血妄行，血溢肌腠。

治法：清热解毒，凉血止血。

代表方：十灰散加减。本方清热凉血止血，并兼有化瘀止血的作用，适用于血热妄行之紫斑、咳血、衄血、面赤、身热、舌绛等。

2. 阴盛火旺证

皮肤出现青紫斑点或斑块，时发时止，常伴鼻衄、齿衄或月经过多，颧红，心烦，口渴，手足心热，或有潮热、盗汗，舌质红，苔少，脉细数。

证机概要：虚火内炽，灼伤脉络，血溢肌腠。

治法：滋阴降火，宁络止血。

代表方：茜根散加减。本方养阴清热、凉血止血，适用于阴虚火旺所致的紫斑。

3. 气不摄血证

反复发生肌衄，久病不愈，神疲乏力，头晕目眩，面色苍白或萎黄，食欲不振，舌质淡，脉细弱。

证机概要：中气亏虚，统摄无力，血溢肌腠。

治法：补气摄血。

代表方：归脾汤加减。本方补气生血、健脾养心，适用于气不摄血引起的紫斑。

二、中医护理

1. 起居调护

（1）及时清除污物，驱除秽气，使患者神清气爽，感觉舒适。

（2）冷暖适度，调节室内温度、湿度。气血亏虚者应安排温暖向阳病室，室温宜偏高。阴虚火旺者室温宜偏低，清静凉爽。

（3）保持室内舒适、整洁，光线柔和，不宜过强，有条件时白天可挂一层窗纱以降低室内的亮度。室内灯光布置最好不采用日光灯，且照射的方向不要直射患者。

（4）避免不良噪声，不要大声喧哗，保持室内安静。

（5）保持室内空气新鲜流通，避免不良气味。远离厨房油烟炒菜气味，防止烟尘及特殊气味的刺激。室内禁止吸烟，并劝患者戒烟。

（6）注意与呼吸道感染患者隔离。

（7）协助患者做好洗漱、更衣、饮食、二便、个人卫生等生活基础护理。

（8）注意皮肤清洁卫生，预防压疮的发生，衣被要柔软，如有湿污，要及时擦洗或更换。

（9）保持口腔清洁，驱除口腔内异味：咯血、吐血者，经常用清热解毒漱口液或生理盐水漱口，必要时，每日2次进行口腔护理；口腔溃疡糜烂者，可用野菊花、五倍子、黄芩、板蓝根煎汤含漱，用锡类散、珠黄散敷于溃烂处；胃热炽盛者出现口臭，可用银连含漱液漱口；阴虚口干者用麦冬或地骨皮煎水代茶；齿衄患者为防止出血，宜用软毛牙刷，禁用牙签剔牙；牙龈出血时用冷水漱口，若出血不止，可于局部涂云南白药或三七粉等止血。

2. 饮食调护

饮食以营养丰富、易消化为原则，宜流质、禁烟酒，忌辛辣肥甘、炙煿、煎烤油炸之品，以免辛燥动火，迫血妄行。吐血、便血者在急性出血期应暂禁食，待血止后，酌情给予流质或半流质食物；出血期间选用清热凉血、收敛止血的食物，如藕汁、荸荠汤、黑木耳等，给予清淡、易消化的流质或半流质饮食，如牛奶、藕粉、豆浆、面汤等。待病情好转或稳定后，可逐步恢复至软食。平时多选食黑白木耳、甲鱼、红枣、山药等滋阴清热及补血养血之品。根据不同证型给予饮食指导。

（1）实热证者，饮食宜清淡偏凉，以清热凉血止血为佳，可选食冬瓜、鲜藕、苦瓜、芹菜、荠菜、空心菜、雪梨、西瓜及绿豆百合粥（绿豆 30～50g，百合 50g，粳米 100g，加适量水煮粥）、鲜萝卜汁、藕汁、西瓜汁、梨汁、芦根水、百合汤等。

（2）虚证者，饮食宜温热，但出血期不宜过热；血止后要着重补益，可食花生、红枣、山药、牛奶、禽蛋、瘦肉等。

（3）气不摄血者，以益气补血为主，如用党参、黄芪、桂圆等煎汤，或食用山药粥、黑芝麻莲子粥等，多食蛋类、鸡肉、瘦肉、牛肉、鱼类等血肉有情之品。

（4）口渴欲饮、尿少者，可用荸荠、藕叶、芦根煎汤代茶，或多饮淡盐水、橘子水等，以防津液枯竭。

3. 情志调护

（1）患者常因出血而感到紧张、恐惧，家人应耐心细致地解释、劝慰与疏导，使之情绪稳定，安心接受治疗与护理。

（2）对患者的焦虑心情表示理解，指导患者使用自我安慰方法，以减轻恐惧感。如做深呼吸、听音乐、自我安慰等。

（3）经常给予患者非语言性安慰，如抚摸患者的手，陪伴在患者身边，保证患者睡眠充足，避免恼怒、急躁、郁闷等不良情志刺激。

（4）耐心解释病情，用通俗易懂的语言向患者解释疾病的病因及防治知识，引导患者正确认识其实际健康状况，指导患者保持合理的生活方式，去除导致疾病的不利因素，消除其心理紧张和焦虑，使其积极配合治疗，并得到充分休息。

4. 用药调护

（1）对于火热型出血者，中药汤剂宜偏凉服用；气虚出血者，中药汤剂宜温热服用，但出血期间仍不宜过热。

（2）中西药合用时，服药时间最好错开 1 小时左右。

5. 病时调护

（1）观察出血部位、性质及出血的量、色、质等情况，了解引起出血的原因。

（2）密切观察患者的神志、心率、尿量、末梢循环、肢体温度等情况，以及头晕、心悸等症状，定时测量体温、脉搏、呼吸、血压，记录24小时尿量。

（3）观察患者的神志、面色、咳嗽及呕吐情况。如发现患者突然咳嗽或呕吐停止，自觉胸闷气促、唇甲发绀，为窒息征象，应及时让患者平卧，或采取头低足高位，使血块咳出，紧急处理。

（4）观察患者的皮肤黏膜情况，及时评估脱水严重程度，是否应予纠正。

（5）出血时应绝对卧床休息，减少说话和活动，并减少人员探视，避免不必要的搬动，注意保暖，给予吸氧，保持呼吸道通畅。恢复期可适当下床活动，逐步增加活动量，以不疲劳为宜。

（6）凡出血者均不宜运用热敷、热熨、艾灸等温热性疗法，防止血热妄行。

（7）鼻衄者，取平卧低枕位或坐位，头部向后仰，用凉水浸湿毛巾敷前额，或遵医嘱用止血粉填塞鼻腔，以压迫止血，禁挖鼻孔。齿衄者，遵医嘱用清热解毒中药含漱液漱口，再用凝血酶涂于出血部位，使用软毛刷牙。便血者，遵医嘱可予生地黄、地榆等中药煎水代茶冷饮。呕血者随时遵医嘱，用冰水或冰冻止血中药液胃内灌洗。

（8）发生咯血或呕血时，患者取侧卧位，若大出血时则头应偏向一侧。及时清除口腔污物，必要时使用吸痰器吸出。

（9）急性出血若伴有小便不利，可给予少腹部按摩、听流水声、温水冲洗会阴部等方法，以帮助排尿。必要时可行导尿术以解除尿潴留。留置导尿者，应做好会阴护理，保持外阴及床单的整洁干燥，预防压疮的发生。

（10）大便次数频繁者，每次便后应擦净肛门，保持臀部及肛周清洁干燥。除消化道出血而大便数日未行者慎用缓泻剂外，其他部位出血伴有便秘者，可适当做腹部按摩，或以蜂蜜 10mL 冲服，或以番泻叶 6g 泡茶代饮，或遵医嘱应用缓泻剂通便。

6. 中医护理适宜技术

（1）鼻衄时取坐位，按压鼻根或用冷毛巾敷额，亦可用棉球蘸云南白药或三七粉塞鼻，以压迫止血。

（2）齿衄可用冰水漱口，或用吸收性明胶海绵敷贴止血。

（3）咯血量多且伴双足不温者，可用温水泡双足后，用大蒜捣烂成蒜蓉，敷于涌泉穴。

（4）可采用针刺疗法或穴位按摩：邪热犯肺型的鼻衄者，可选迎香、尺泽、少商、合谷等穴；阴虚火旺型的齿衄者，可选肾俞、合谷、太溪等穴；燥热伤肺型咯血，可选取迎香、大椎、尺泽、鱼际等穴；胃热壅盛型吐血者，可选上脘、曲池、内关、合谷等穴；肠道湿热型便血者，可选下脘、血海、足三里、太冲等穴；下焦热盛的尿血者，可选肾俞、膀胱俞、中极、合谷等穴。凡出血者均不宜运用热敷、热熨、艾灸等方法，以防血热妄行。

7. 预防调护

（1）保持乐观的情绪，少郁结，以免气郁生火，从而发生各种疾病。

（2）注意锻炼身体，可做保健操、太极拳，增强体质，不可过劳，节制情欲。

（3）饮食宜清淡，不能过食香燥、辛辣食物，忌烟酒。饮食要有规律。

（4）防止外邪侵袭，一旦发病，应立即进行治疗，以免邪气深入，加重病情。

（5）各种血证，在病情稳定后均应进行相关检查，以明确西医诊断。积极治疗，才能避免复发。

> 痹证是由于风、寒、湿、热等邪气闭阻经络，影响气血运行，导致肢体筋骨、关节、肌肉等处发生疼痛、重着、酸楚、麻木；或关节屈伸不利、僵硬、肿大、变形等症状的一种疾病。轻者病在四肢关节、肌肉，重者可内舍于脏腑。
>
> 西医学中的风湿性关节炎、类风湿关节炎、反应性关节炎、肌纤维炎、强直性脊柱炎、痛风、增生性骨关节炎等出现痹证的临床表现时，均可参考本章内容辨证论治。

一、中医辨证论治

（一）风寒湿痹

1. 行痹

肢体关节、肌肉疼痛酸楚，屈伸不利，可涉及肢体多个关节，疼痛呈游走性，初起可见有恶风、发热等表证。舌苔薄白，脉浮或浮缓。

证机概要：风邪兼夹寒湿，留滞经脉，闭阻气血。

治法：祛风通络，散寒除湿。

代表方：防风汤加减。本方发散风寒、祛湿通络，适用于痹证风邪偏盛，游走性关节疼痛。

2. 痛痹

肢体关节疼痛，痛势较剧，部位固定，遇寒则痛甚，得热则痛缓，关节屈伸不利，局部皮肤或有寒冷感。舌质淡，舌苔薄白，脉弦紧。

证机概要：寒邪兼夹风湿，留滞经脉，闭阻气血。

治法：散寒通络，祛风除湿。

代表方：乌头汤加减。本方重在温经散寒止痛，适用于痹证寒邪偏盛，关节疼痛明显者。

3. 着痹

肢体关节、肌肉酸楚、重着、疼痛，肿胀散漫，关节活动不利，肌肤麻木不仁。舌质淡，舌苔白腻，脉濡缓。

证机概要：湿邪兼夹风寒，留滞经脉，闭阻气血。

治法：除湿通络，祛风散寒。

代表方：薏苡仁汤加减。本方健脾祛湿、发散风寒，适用于痹证湿邪偏盛，关节疼痛肿胀重着者。

（二）风湿热痹

游走性关节疼痛，可涉及一个或多个关节，活动不便，局部灼热红肿，痛不可触，得冷则舒，可有皮下结节或红斑，常伴有发热、恶风、汗出、口渴、烦躁不安等全身症状。舌质红，舌苔黄或黄腻，脉滑数或浮数。

证机概要：风湿热邪壅滞经脉，气血闭阻不通。

治法：清热通络，祛风除湿。

代表方：白虎加桂枝汤合宣痹汤加减。前方以清热宣痹为主，适用于风湿热痹，热象明显者；后方重在清热利湿、宣痹通络，适用于风湿热痹，关节疼痛明显者。

（三）痰瘀痹阻证

痹证日久，肌肉关节刺痛，固定不移，或关节肌肤紫黯、肿胀，按之较硬，肢体顽麻或重着，或关节僵硬变形，屈伸不利，有硬结、瘀斑，面色黯黑，眼睑浮肿，或胸闷痰多。舌质紫黯或有瘀斑，舌苔白腻，脉弦涩。

证机概要：痰瘀互结，留滞肌肤，闭阻经脉。

治法：化痰行瘀，蠲痹通络。

代表方：双合汤加减。本方活血化瘀、祛痰通络，适用于痰瘀痹阻筋脉，关节重着疼痛者。

（四）肝肾亏虚证

痹证日久不愈，关节屈伸不利，肌肉瘦削，腰膝酸软，或畏寒肢冷，阳痿，遗精，或骨蒸劳热，心烦口干。舌质淡红，舌苔薄白或少津，脉沉细弱或细数。

证机概要：肝肾不足，筋脉失于濡养、温煦。

治法：培补肝肾，舒筋止痛。

代表方：独活寄生汤加减。本方益肝肾、补气血、祛风湿、止痹痛。

二、中医护理

1. 起居调护

（1）冷暖适度，调节室内温度、湿度。室内温度一般以 18 ～ 21℃为宜，湿度以 50%～ 60%为宜，以患者个体感觉舒适为宜，避免直接吹风。

（2）保持室内舒适、整洁，光线柔和，不宜过强，有条件时白天可挂一层窗纱以降低室内的亮度。室内灯光布置最好不采用日光灯，且照射的方向不要直射患者。

（3）避免不良噪声，不要大声喧哗，保持室内安静。

（4）保持室内空气新鲜流通，避免不良气味。远离厨房油烟炒菜气味，防止烟尘及特殊气味的刺激。室内禁止吸烟，并劝患者戒烟。

（5）注意与呼吸道感染患者隔离。

（6）注意局部保暖，关节部位可用护套保护。夏季不可贪凉洗冷水，不宜用竹床、竹席，应穿长袖衣裤睡觉，不要长时间吹电风扇或久居空调房间。秋冬季加用护套。

（7）汗多时，用毛巾擦干，及时更换衣被，勤换内衣，保持皮肤、衣服、床铺清洁干燥，避免直接吹风。

（8）生活不能自理者，给予生活照顾。长期卧床的患者，协助翻身，预防发生压疮。恢复期可下床活动，适当增加肢体功能锻炼。

2. 饮食调护

饮食宜选高热量、高蛋白、易消化并含丰富维生素的食物。平时可多食狗肉、羊肉等血肉有情之品，少食多餐，可多食桂圆、大枣、山药、甲鱼等，但切忌暴饮暴食，忌烟酒、肥腻之品。可根据不同证型给予相应饮食指导。

（1）风寒湿痹应以除湿通络、祛风散寒为原则，以热食为主，以助驱散风寒湿邪。选用麦面、黄豆、大枣、荔枝、生姜、葱蒜、花椒、牛羊肉等食品温中、补虚、祛寒。饮食及汤药均宜热服，禁生冷，忌食肥厚、油腻食品。宜常服薏苡仁、赤小豆、白扁豆、蚕豆、鳝鱼、鳗鱼、茯苓粥等健脾祛湿之食品。

（2）热痹宜食清淡、易消化的食物，不宜用酒、辣椒等作调料，忌食辛辣、煎炒、醇酒、肥甘食品，多饮清凉饮料，多食新鲜水果以生津止渴。多吃清热、祛湿之品，如大麦、薏米、绿豆、赤小豆、梨、柿子、白菜、冬瓜、苦瓜等。

（3）痛风性关节炎患者应多饮水，禁酒，忌食动物内脏、脑，以及豆类、菠菜、韭菜等嘌呤含量高的食物。

3. 情志调护

（1）关心帮助患者，使患者情绪稳定，避免过度劳累而使病情加重。

（2）经常与患者交谈，告之本病病程较长，需保持情绪稳定，戒除急躁、忧虑等不良情绪，积极配合治疗。在情绪稳定的情况下，进行分散注意力的活动，如做游戏、听音乐等。

（3）尤其病久发生关节变形的患者，需经常给予精神安慰，消除其恐惧、自卑心理，使其树立战胜疾病的信心，坚持治疗。

（4）理解患者的感受，耐心倾听患者的诉说，尽可能减轻患者的痛苦，解决患者的问题。

4. 用药调护

（1）向患者介绍药物的作用、服用方法及药后可能出现的反应，督促患者根据医嘱按时服药。

（2）风寒湿痹者，中药汤剂宜热服；热痹者，汤剂宜偏凉服，以黄酒为引，上午、下午各1次，呕恶明显者，少量多次分服。嘱患者在饭后服用。

（3）应用生川乌、生草乌等毒性较大的药物时，应将乌头先煎30～60分钟，再下其他药物合煎。服药时，取药汁加白蜜稍煎，分两次温服。药后如觉唇舌发麻、头晕、心悸、脉迟、呼吸困难等不适，则为乌头中毒反应，应立即停药，立即去医院急诊。

（4）水杨酸类解热镇痛药对胃肠道有较强的刺激作用，应在饭后服用，同时配合服用护胃药。

（5）使用肾上腺皮质激素类药物治疗时，应严格按医嘱服药，不可自行增减药量或停药。服药日久，可出现食量增加、肥胖等现象，不用惊慌、恐惧，停药后自会逐渐缓解。

5. 病时调护

（1）观察疼痛的部位、特点及关节有无畸形、有无红肿发热等，并准确记录。

（2）观察体温、心率、心律、血压、呼吸、汗出、口渴、舌象、脉象等情况并做好记录，如出现心悸、胸闷等心痹先兆症状时，应及时报告医生。

（3）注意观察患肢肌肉变化、皮肤感觉、肢体活动度等情况，做好记录。

（4）观察并评估患者的焦虑程度。

（5）观察药物有无毒性反应。

（6）关节疼痛剧烈时，绝对卧床休息，减少关节活动，定时更换卧位，注意保持关节功能位置，关节处可放置软枕或海绵垫，避免受压。或用局部按摩法：用双手搓揉关节两侧至局部发热为止，再用拇指按揉关节周围的痛点，之后做关节屈伸活动 20 ～ 30 次，以促进血液循环，保持关节活动功能。

（7）疼痛减轻后及早进行功能锻炼，不宜长期卧床。要经常帮助患者活动、按摩肢体。关节变形、活动不利者，需进行肢体被动活动，增加肢体活动能力和抗病力，防止久病成痿。

（8）高热时给予物理降温，或遵医嘱进行针刺退热。

（9）烦渴者，可给生津清热之品，如淡盐水、绿豆汤、西瓜汁、冬瓜汤或鲜芦根煎水代茶。

6. 中医护理适宜技术

（1）局部肿痛者可采用按摩、针刺、艾灸、熏洗、贴敷等方法，以疏通经络，缓解疼痛。遵医嘱针刺或电针足三里、三阴交、风市、血海、阳陵泉等穴，以通络活血，局部用活血通络中药熏洗，或外涂红花油，热敷。

（2）风寒湿痹者，遵医嘱采用温热疗法：艾灸、隔姜灸、拔火罐、熏洗、热敷。可用坎离砂调醋热熨患处；或取食盐、大葱数段，炒热后布包，热熨患处；亦可用活血化瘀、消肿止痛的膏药外贴。

（3）风湿热痹者可用双柏散、黄金散、四黄散等外敷，或用牛膝、黄芩煎水，冷湿敷；或用活地龙，加白糖适量捣烂，敷红肿处。

（4）也可根据痹证性质、发病部位、循经穴位分布进行针刺和艾灸。行痹、热痹用毫针泻法浅刺，并可用皮肤针叩刺；痛痹多灸，深刺留针。必要时遵医嘱针刺上肢尺泽、曲池、合谷、外关等穴，下肢足三里、三阴交、阳陵泉、风市、委中、膝眼等穴，手法宜中等刺激。

（5）亦可用活血化瘀、消肿止痛、疏风通络的中药做离子导入治疗。

（6）使用外用药熏洗时，应注意药液的温度，既要注意关节局部保暖，又要避免皮肤烫伤，同时观察有无过敏现象。

7. 预防调护

（1）改善生活工作环境，避免久处湿地，感受寒湿。

（2）保持室内干燥，温度适宜，阳光充足，避免风寒湿邪侵袭人体。如劳动时汗出，不可当风，内衣汗湿后要及时换洗；劳动或运动后不可乘身热汗出便入水洗浴；被褥应勤洗勤晒，以保持清洁干燥等。

（3）平时应加强体育锻炼，注意调护正气，减少外邪感染的机会。

（4）积极防治外感疾病，如感冒、咽痛等。反复发作扁桃体炎者宜及早治疗，或手术切除。